Starter Book

By
Neuvare

Copyright

Cover by Brian Maram & Talia Maram

Authors: Brian Maram & Talia Maram

Email: puzzles@neuvare.com

Published by: Neuvare

ISBN: 979-8391433002

Disclaimer

This book is an activity book, intended for entertainment purposes only.

It is not intended to be used, nor should it be used, to diagnose or treat any medical condition. For diagnosis or treatment of any medical problem, consult your own physician. The editor, publisher and author are not responsible for any specific health or allergy needs that may require medical supervision and are not liable for any damages or negative consequences from any treatment, action, application or preparation, to any person reading or following the information in this book.

Neither is this book intended as a substitute for the medical advice of physicians or therapists. The reader should regularly consult a physician or therapist in matters relating to his/her/their health and particularly with respect to any symptoms that may require diagnosis or medical attention.

This book is designed, based on the author's personal experience and is meant to provide information and motivation to its readers. It is sold with the understanding that the publisher and author are not engaged to render any type of medical, psychological, legal, or any other kind of professional advice.

The content is the sole expression and opinion of its author and publisher. Neither the publisher nor the author shall be liable for any physical, psychological, emotional, financial, or commercial damages, including, but not limited to, special, incidental, consequential or other damages. Our views and rights are the same:

You are responsible for your own choices, actions, and results.

The author and publisher do not assume and hereby disclaim any liability to any party for any loss, damage or disruption caused by information, errors or omissions, whether such information, errors or omissions result from negligence, accident or any other cause

Preface

An active mind is a healthy mind.

Cognitively our brain may need re-training following an injury, sickness or even as we get older. As we age, our brains age with us.

An active brain is a healthy brain and will see us through life and into our golden years.

Surviving a **stroke or Traumatic Brain Injury** is sudden and can occur with no warning. It's like hitting the reset button in your brain.

Sometimes, you are lucky and it's only a soft reboot and things return to normal after some therapy and activity training, whereas on other occasions it may be a hard reboot.

Following a hard reboot, it feels as though your brain is reset to factory default and you have to relearn nearly everything again.

Alzheimer's, dementia, and old age, on the other hand, are progressive diseases and occur over a period of time, short or long. An active brain may not deter these diseases, but it can help to delay the onset.

Unfortunately, with stroke or brain injury. The onset is instant, and the recovery is very long and tedious.

Menda brain books are able to assist, giving you the jump start you need, no matter your level of recovery.

There are different activity levels for every stage of the recovery process, from easy to insane.

The insane level is the ultimate level we would all like to achieve.

We find that this level is very popular among those with youngish brains. wishing to keep their minds as active as possible.

Introduction

An active mind is a healthy mind.

Menda brain books are like having your own personal trainer to keep your brain active.

- Our books are available in two different sizes, with a variety of difficulty levels.
- Our 8.5 x 11 inch is ideal for the elderly or those with brain injuries.
  - Easier to read.
  - Allows you to start at a level you are comfortable with.
  - Begin with the basics and work your way up.
- The 5x8 inch travel version. The ideal size to take with you while travelling.
  - It will easily fit into your purse, backpack, briefcase or coat pocket.
  - Stay active during your subway commutes to and from work.
  - Challenge yourself over lunch or while having coffee.
  - Take it with you on vacation.
  - The options are endless.

*****

Rome was not built in a day, and neither can your brain.

An active brain is a puzzle away.

Table Of Contents

How to use this book

Use a pencil when writing in the book.

Start from the begging and progressively work your way through the book.

If you need help, ask someone to assist you.

Depending on the side of the brain that was injured and your cognitive ability, some injuries will require you to re-learn more than others.

You need to learn how to write using your non-dominant hand. Others may require help relearning how to write using their dominant hand.

In either case, we take you step by step through the relearning process.

The same is true for mathematics.

Each puzzle has a purpose.

Follow the process.

Brain fog is a reality and with consistent work, it should begin to subside.

Something to remember though out the recovery process.

The slightest change, no matter how small, is progress.

As you work your way through the book, remember that there are no shortcuts or silly questions.

Trace

Improve your fine motor skills.
Using a pencil, trace the dotted line.

Christmas Tracing

Place the Christmas presents under the trees.

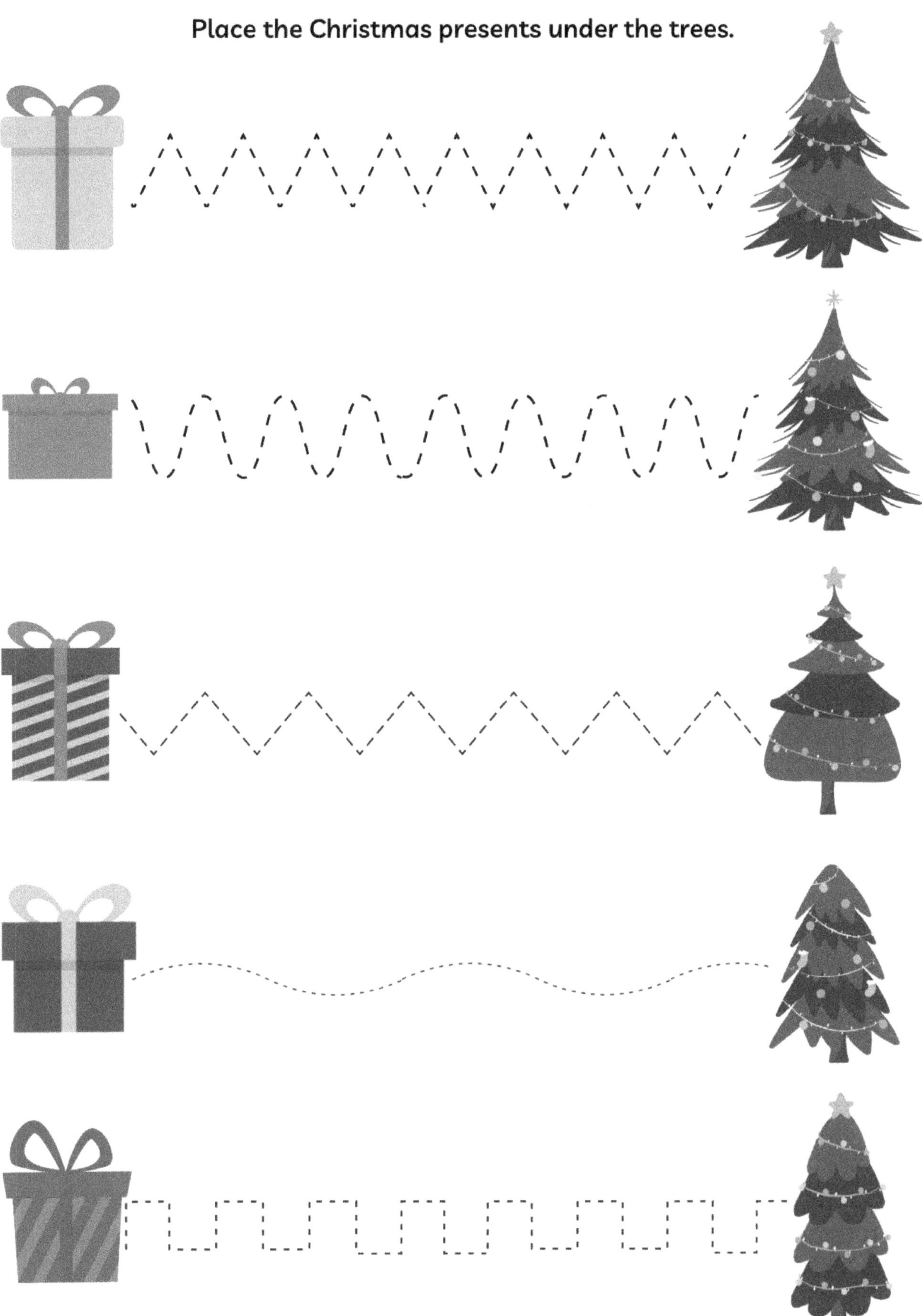

Tracing

Trace the line to connect the two

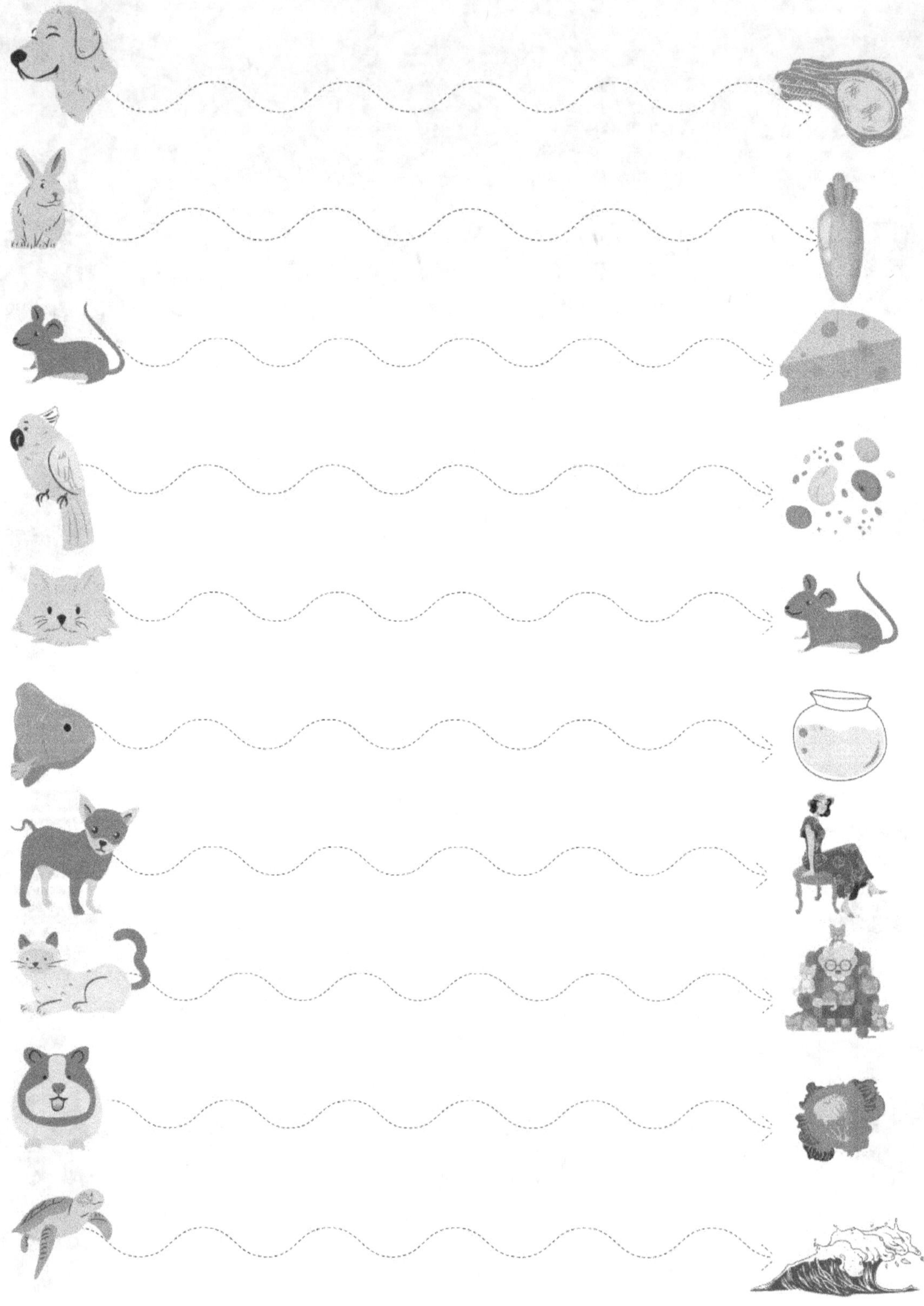

Trace the shape 1

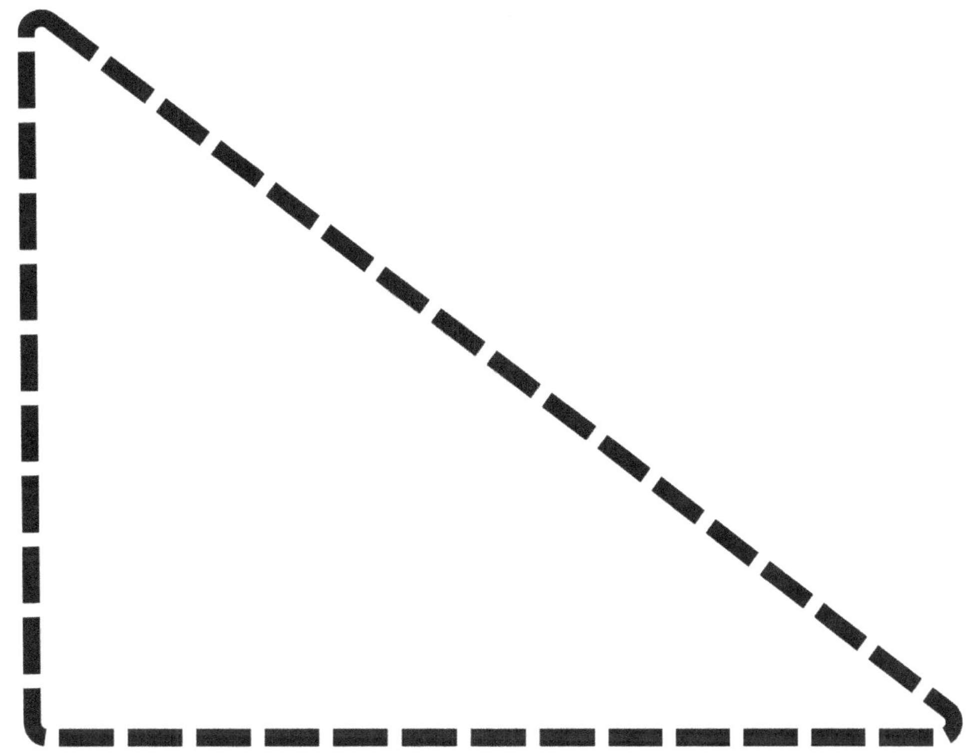

Trace the shape 2

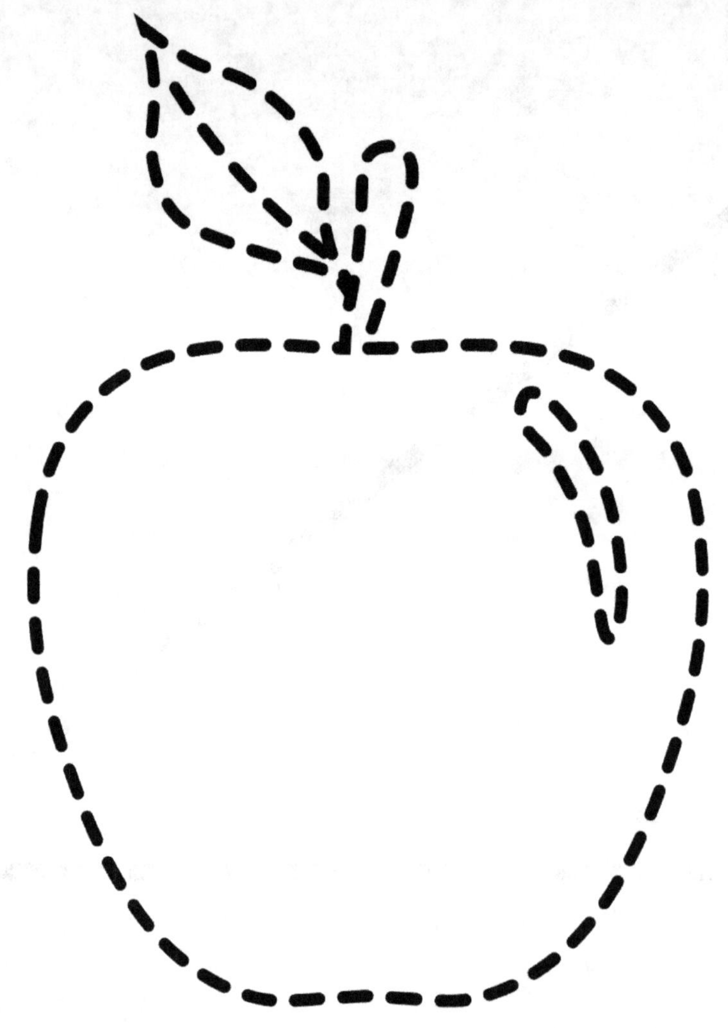

Trace the shape 3

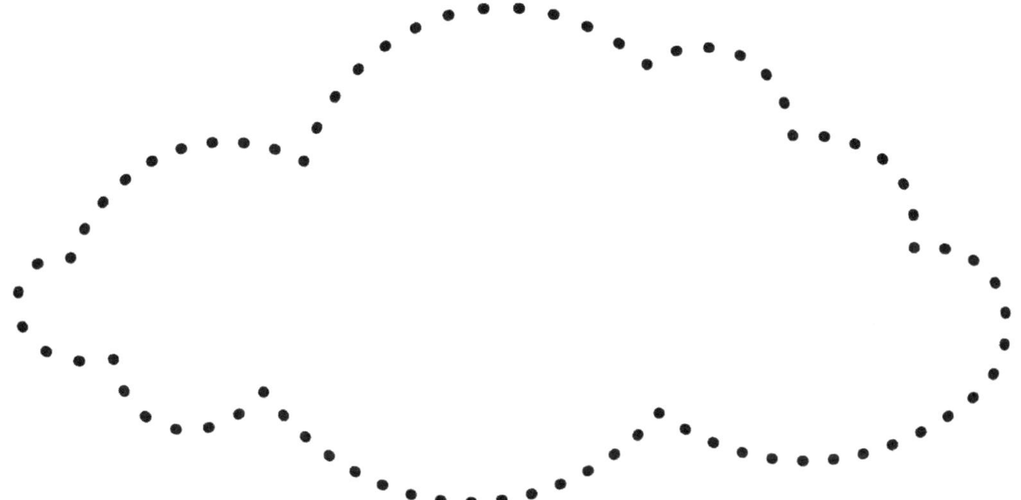

Trace the shape 4

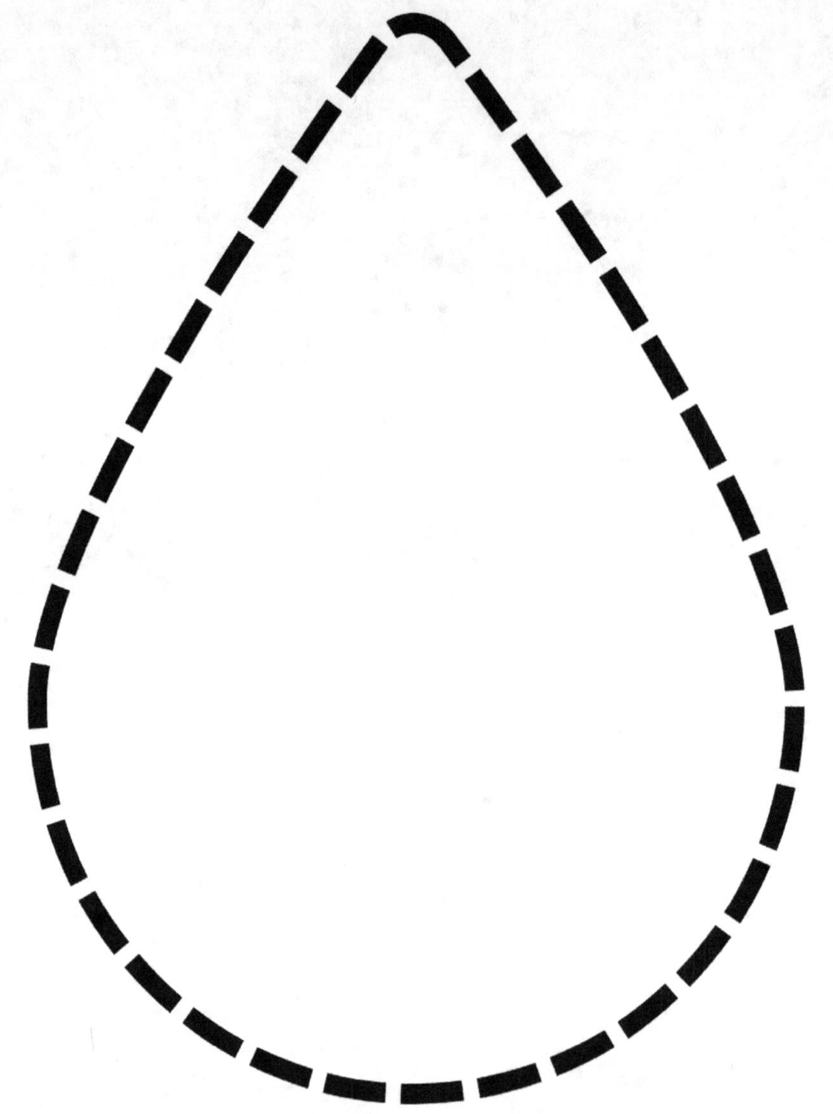

Trace the shape 5

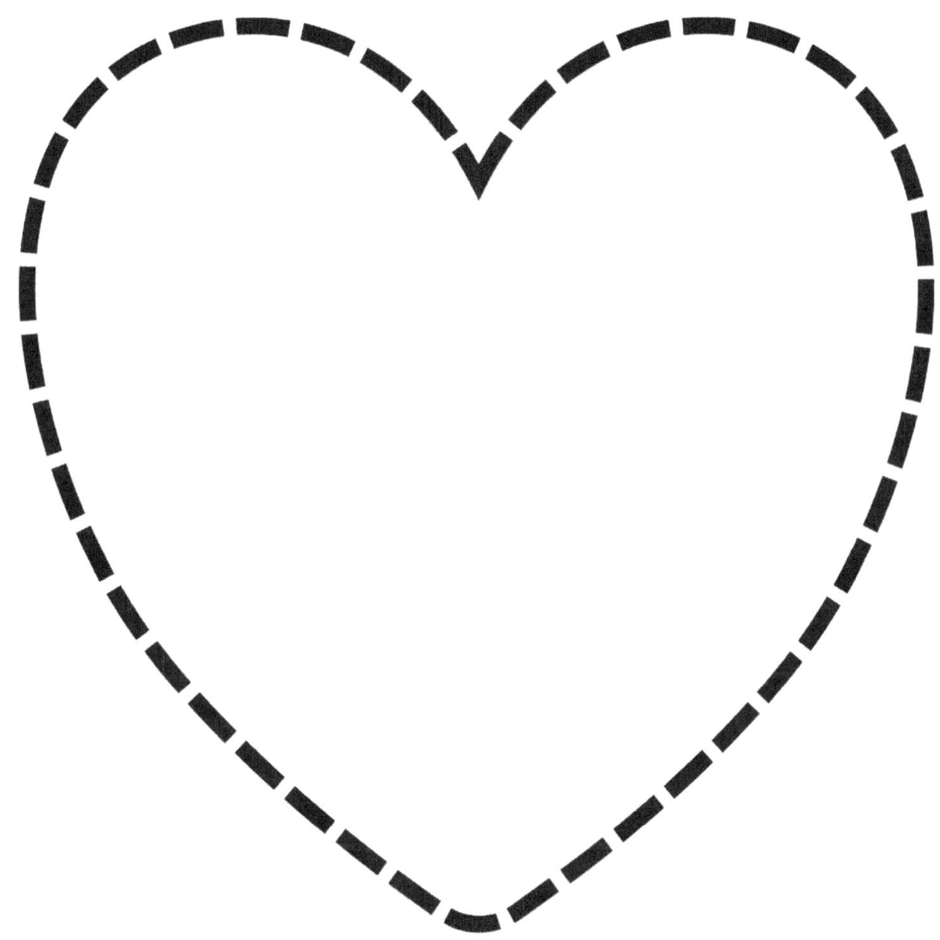

Trace the shape 6

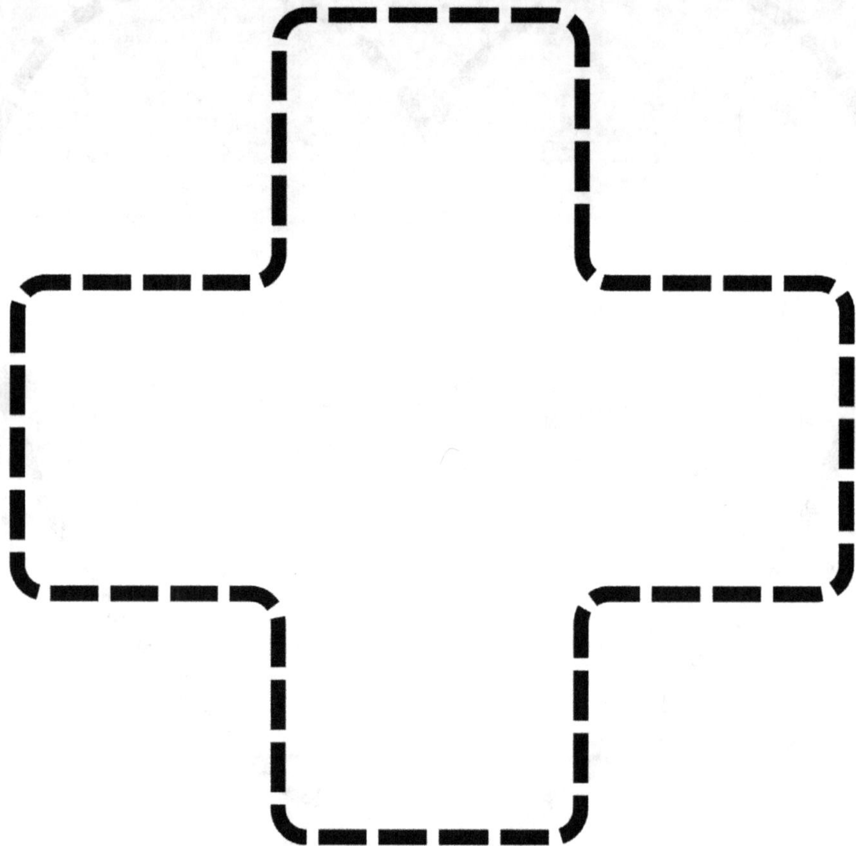

Trace the shape 7

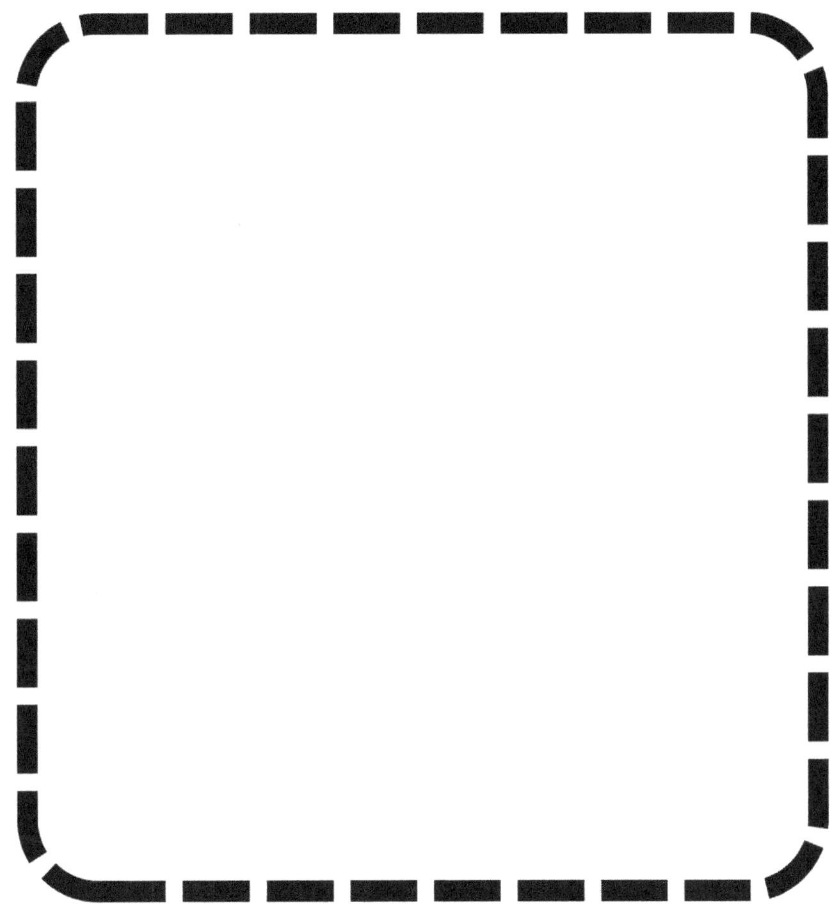

Trace the shape 8

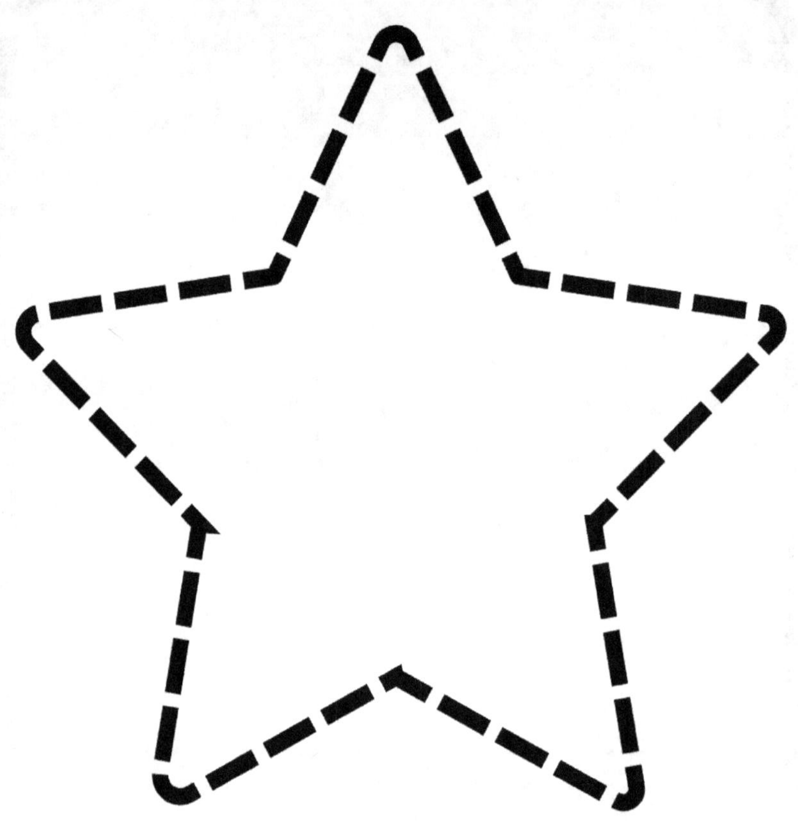

Trace the shape 9

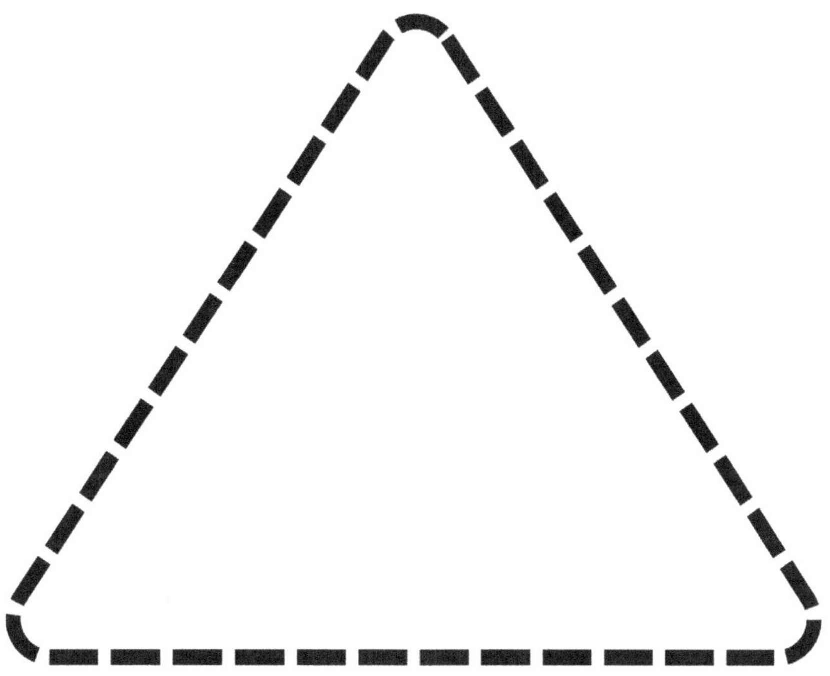

Trace the shape 10

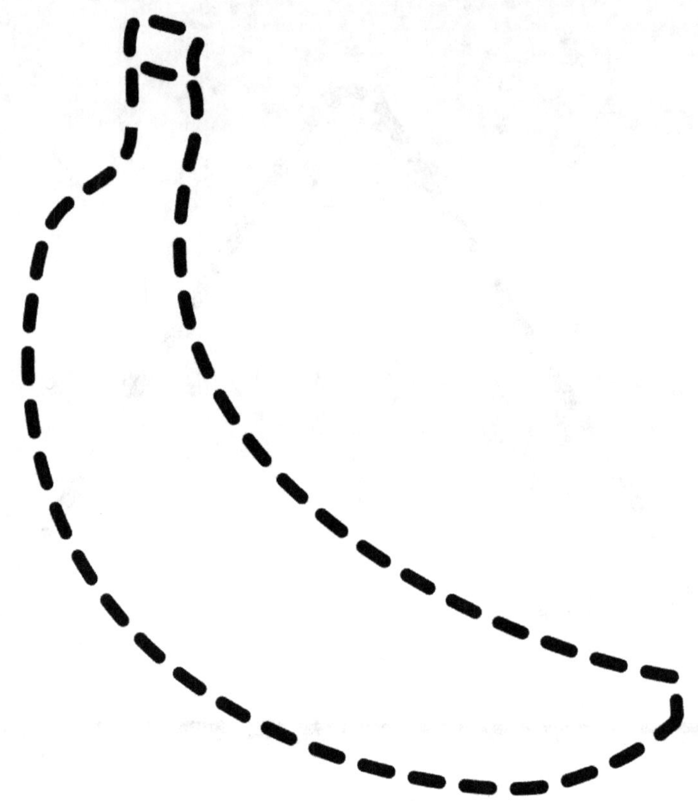

Trace the shape 11

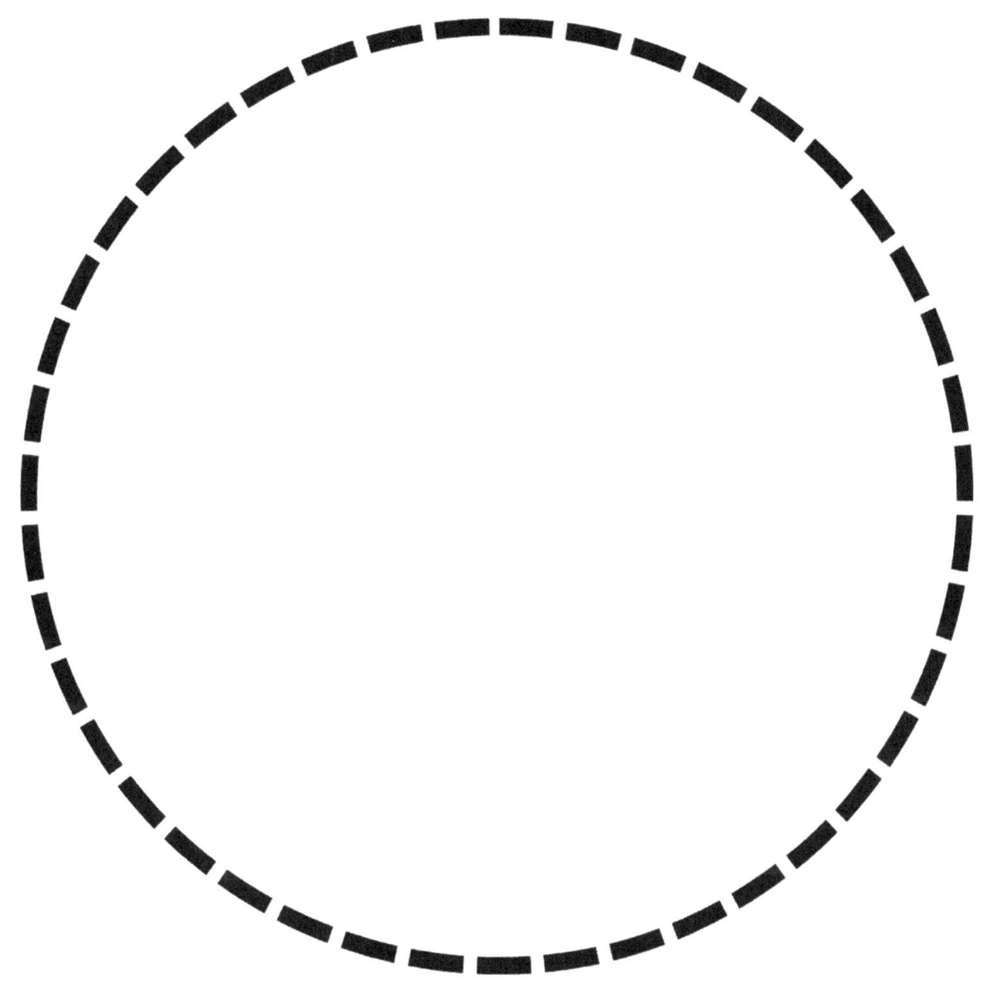

Trace the shape 12

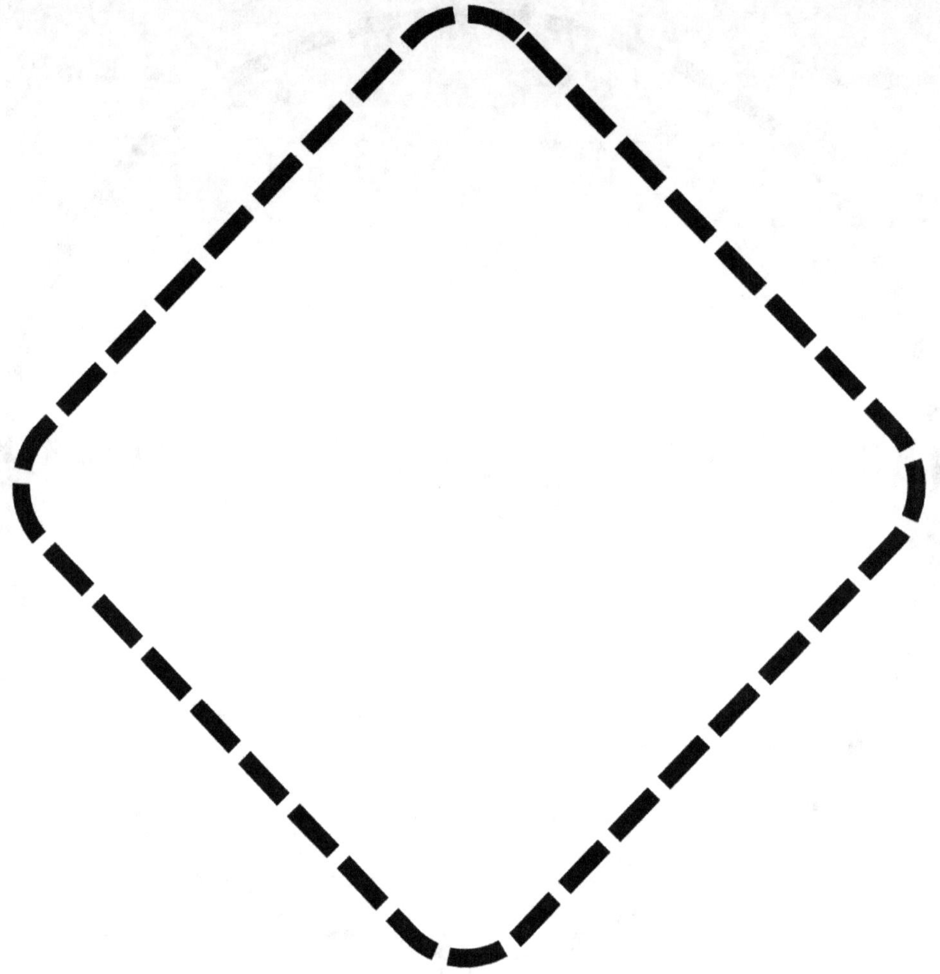

Trace the shape 13

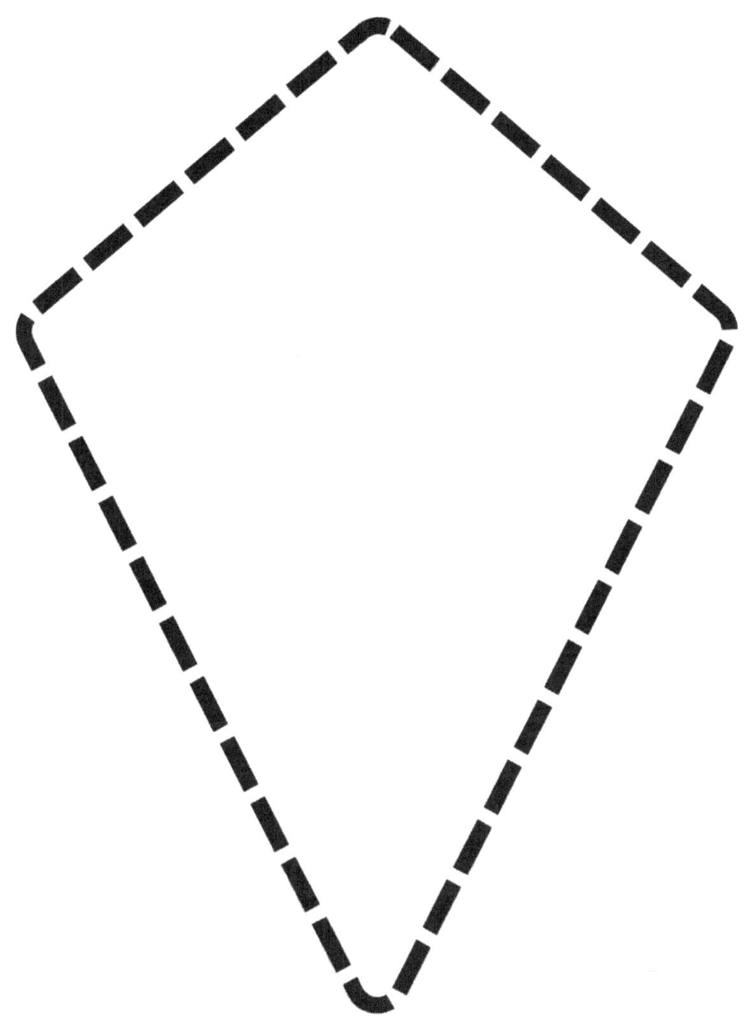

Trace the shape 14

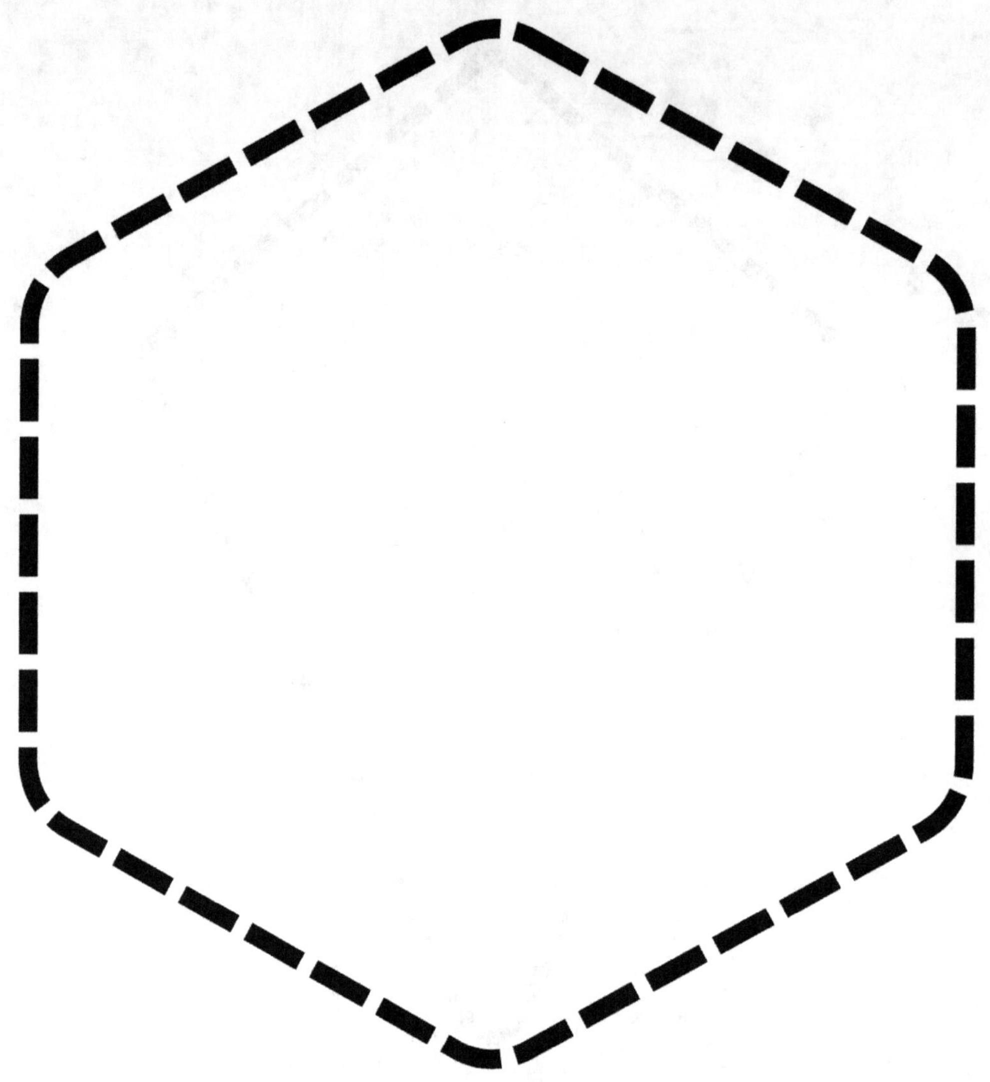

Trace the shape 15

Trace the shape 16

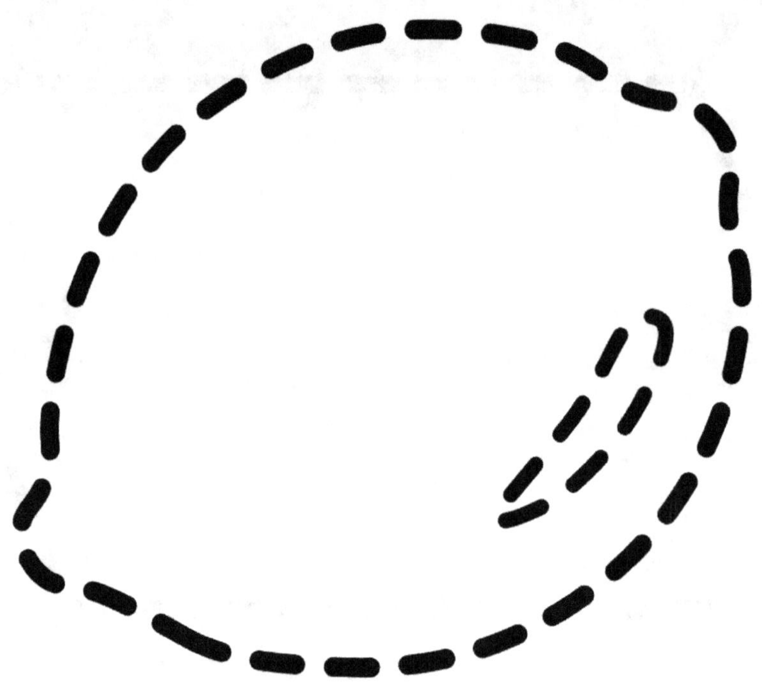

Trace the shape 17

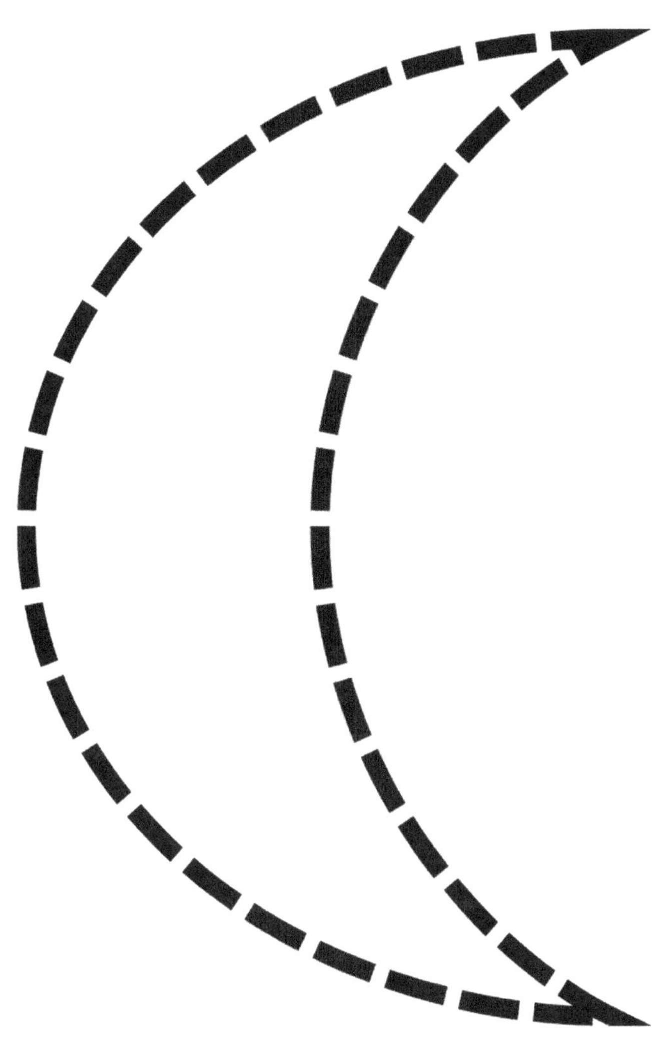

Trace the shape 18

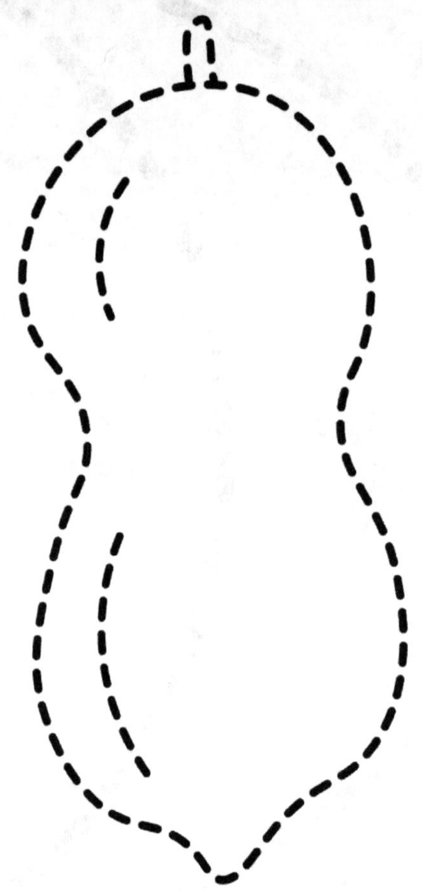

Trace the shape 19

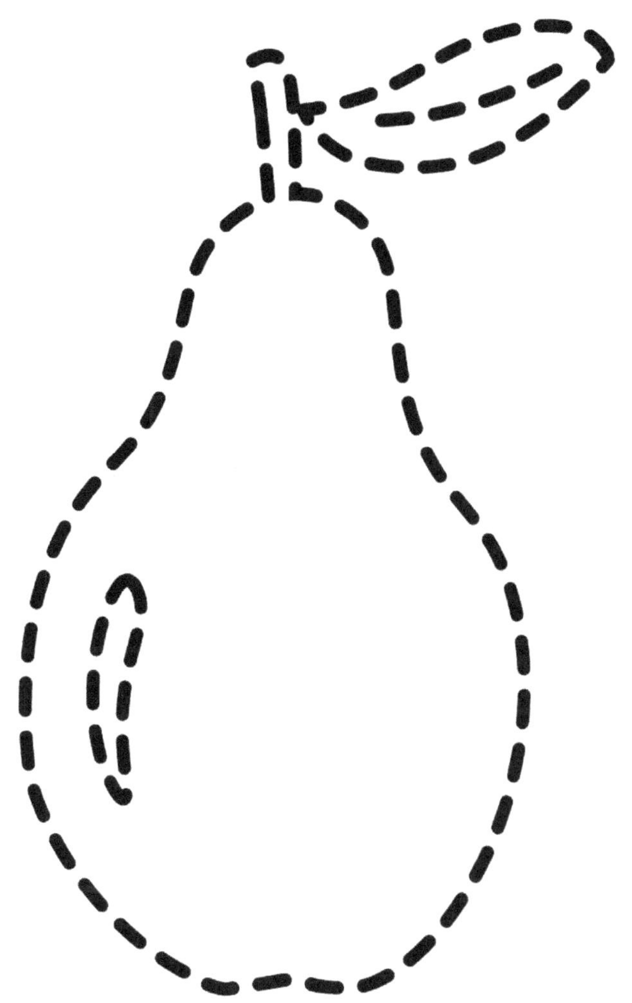

Trace the shape 20

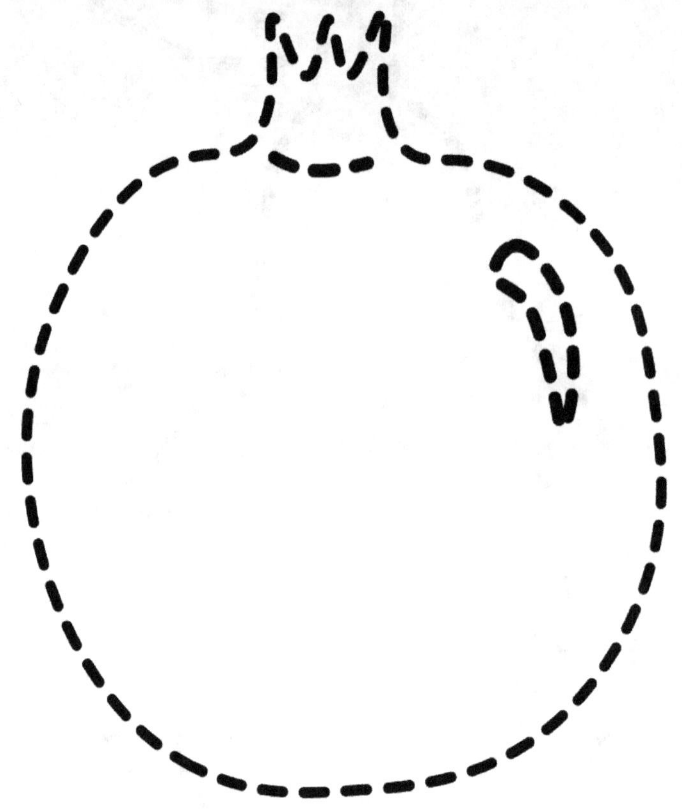

Trace the shape 21

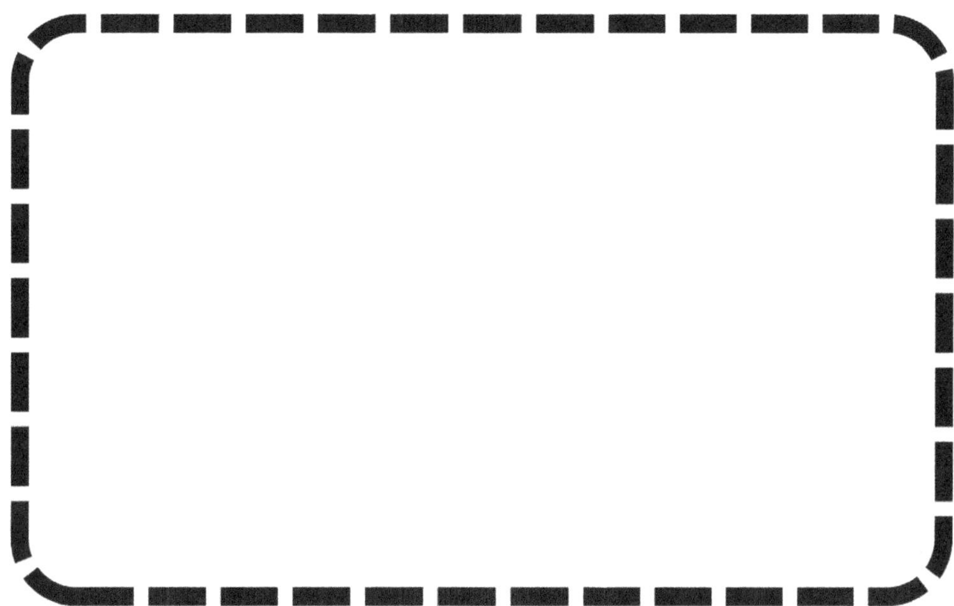

Trace the shape 22

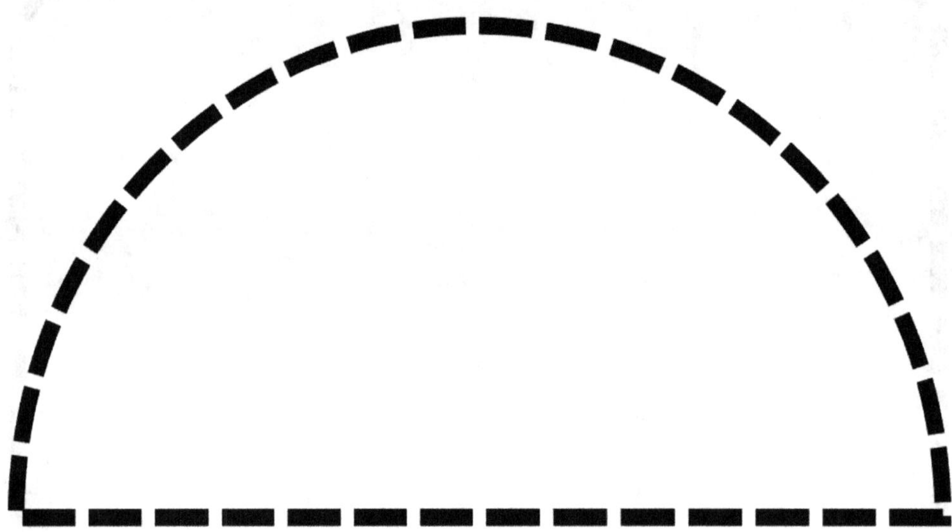

Trace the shape 23

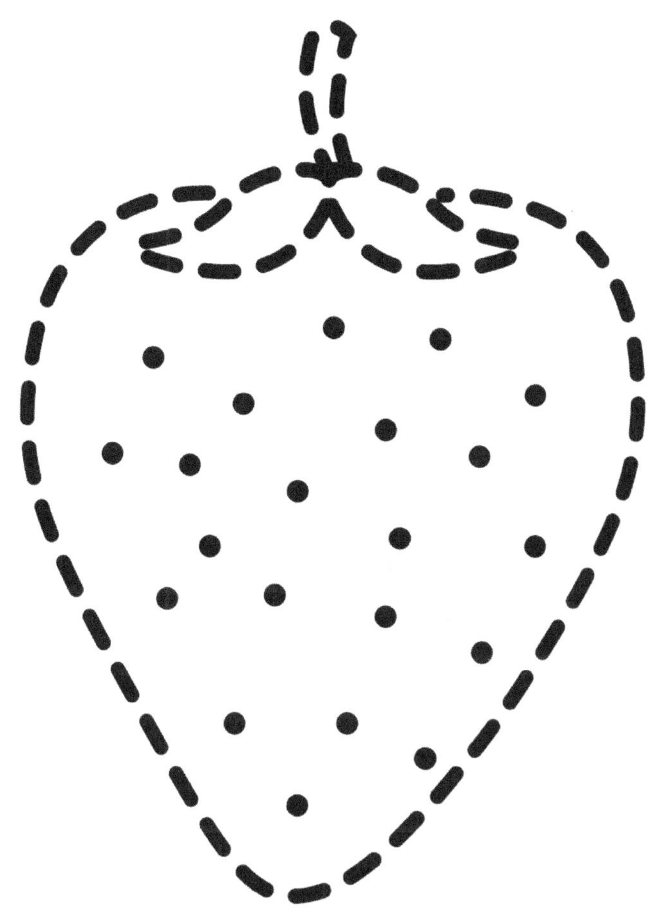

Trace the shape 24

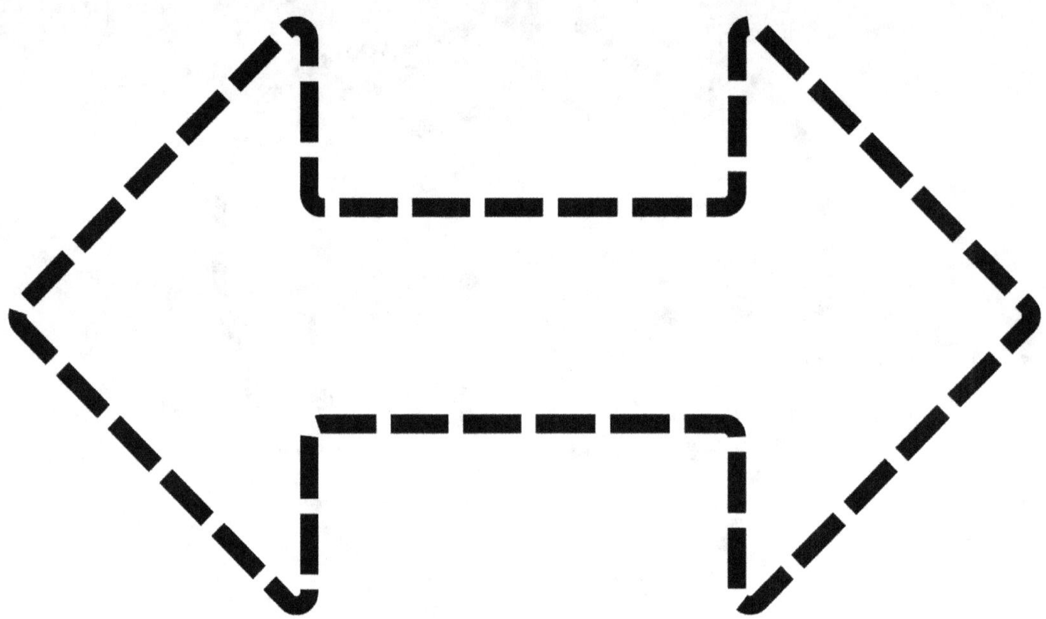

Trace the shape 25

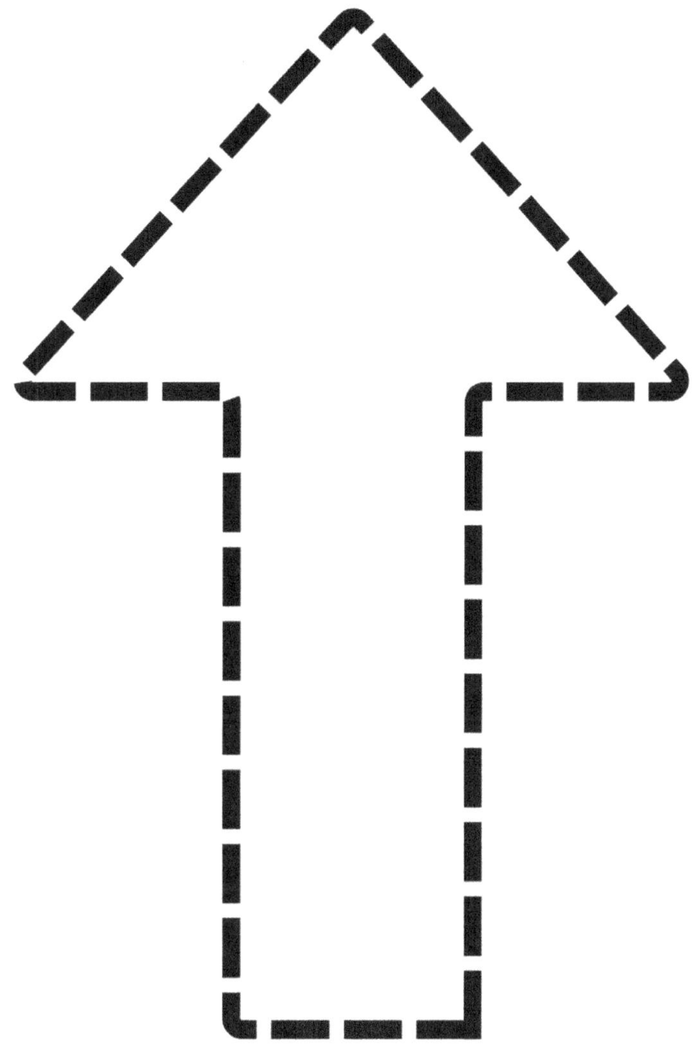

Color, Trace & Draw

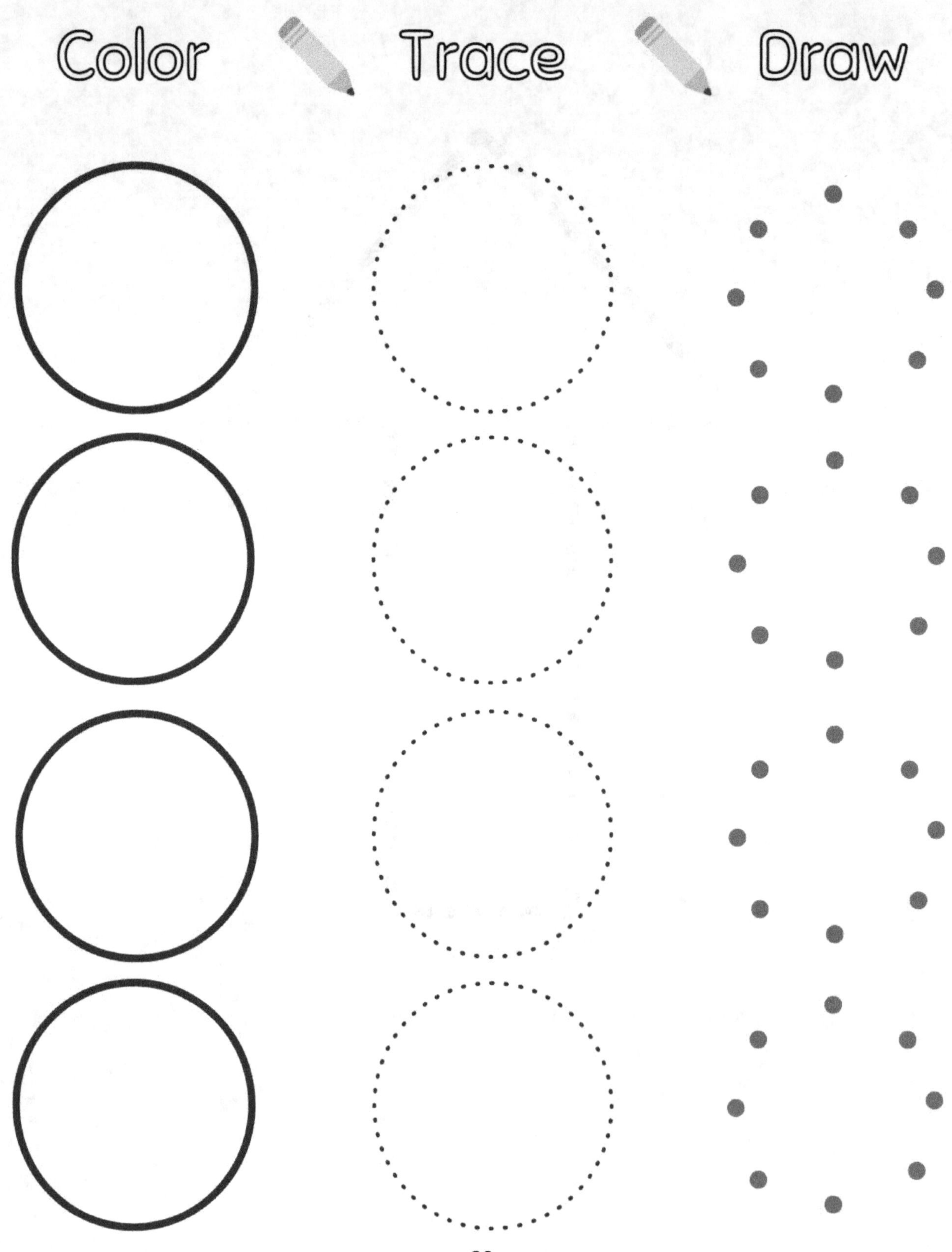

Alphabet

Learn to write.

Whether you trying to learn to write with your weak or dominant hand, use a pencil and trace the letters in the examples.

Trace the letter

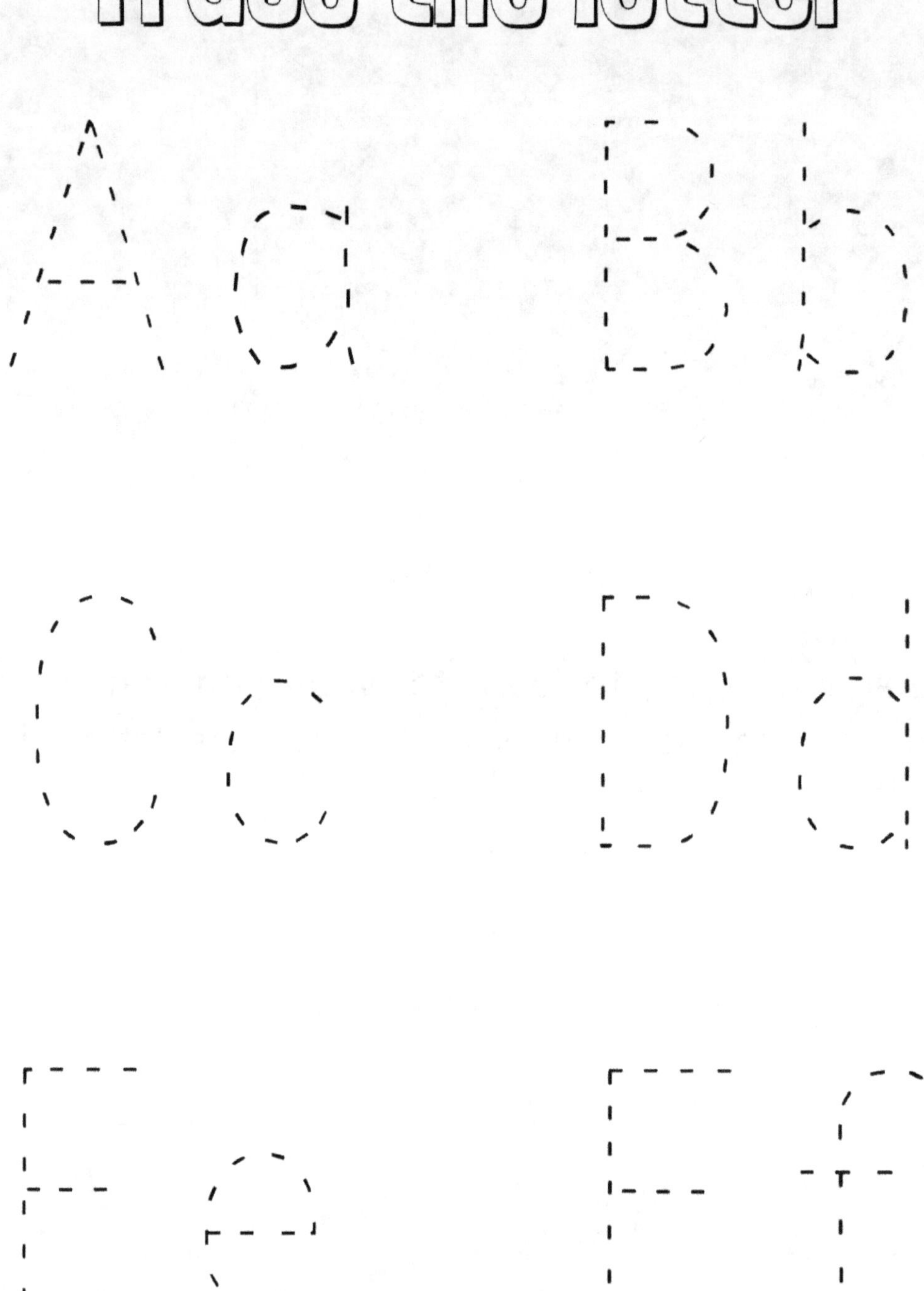

Trace the letter

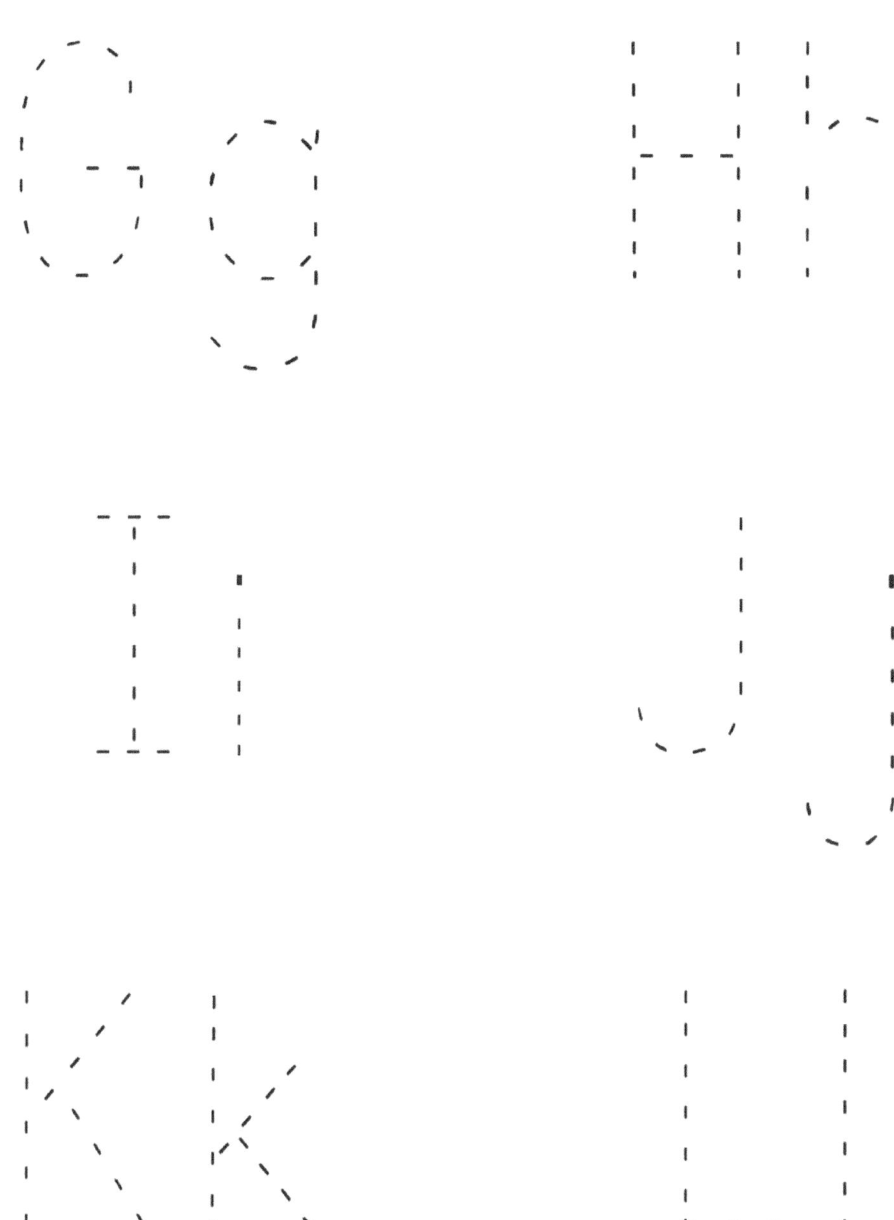

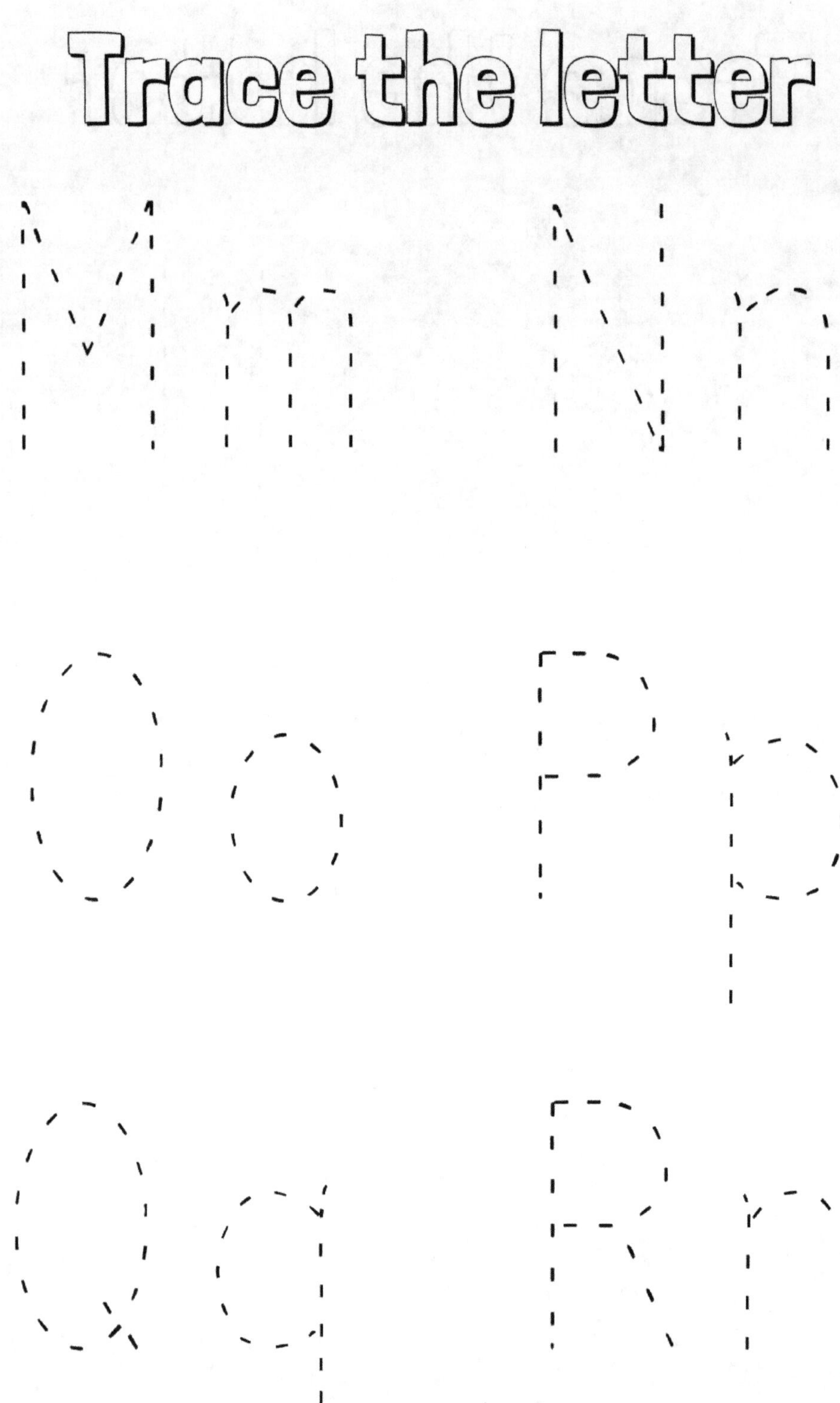
Trace the letter
Mm Nn
Oo Pp
Qq Rr

Trace the letter

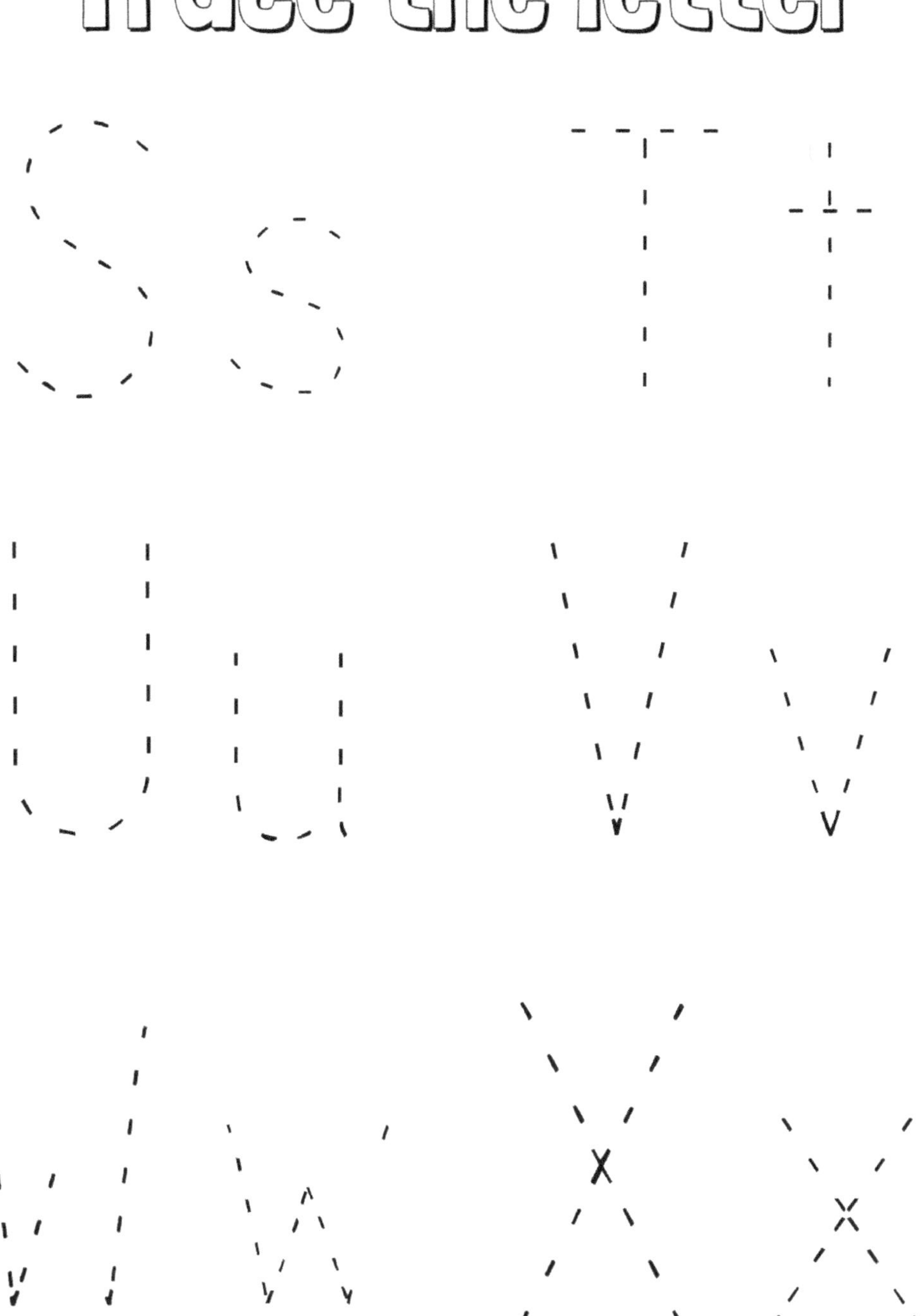

Trace the letter

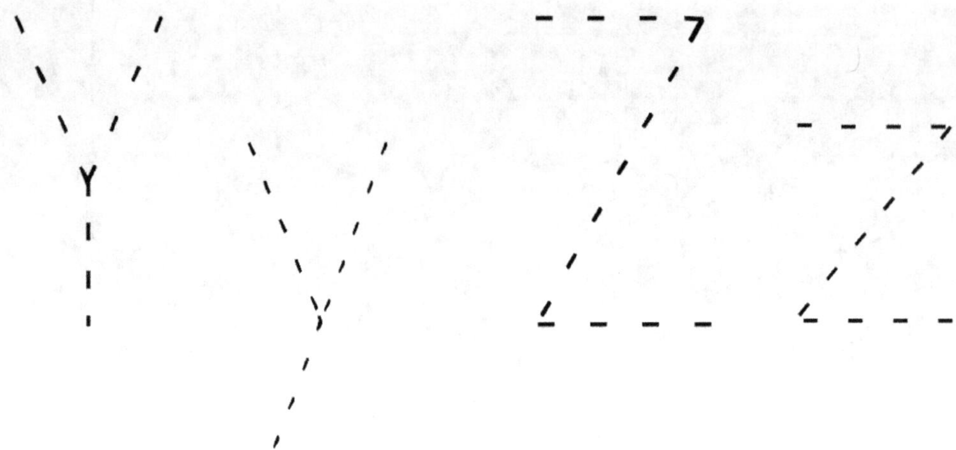

Alphabet Lowercase 1

Using a pencil, Trace the letters in the examples Complete the rest of the lines on your own.

aaa

bbb

ccc

ddd

eee

fff

ggg

hhh

iii

Alphabet Lowercase 2

jjj

kkk

lll

mmm

nnn

ooo

ppp

qqq

rrr

Alphabet Lowercase 3

Alphabet Uppercase 1

AAA

BBB

CCC

DDD

EEE

FFF

GGG

HHH

III

Alphabet Uppercase 2

J J J

K K K

L L L

M M M

N N N

O O O

P P P

Q Q Q

R R R

Alphabet Uppercase 3

SSS

TTT

UUU

VVV

WWW

XXX

YYY

ZZZ

Numbers

Using a pencil, Trace the numbers in the examples
Complete the rest of the lines on your own.
Practice makes perfect.

Numbers 1

111

222

333

444

555

666

777

888

999

Numbers 2

Counting

Count the bunnies
Write the number in the block to the left.
Write out the word and numerical number between the lines.

Bunnies 1

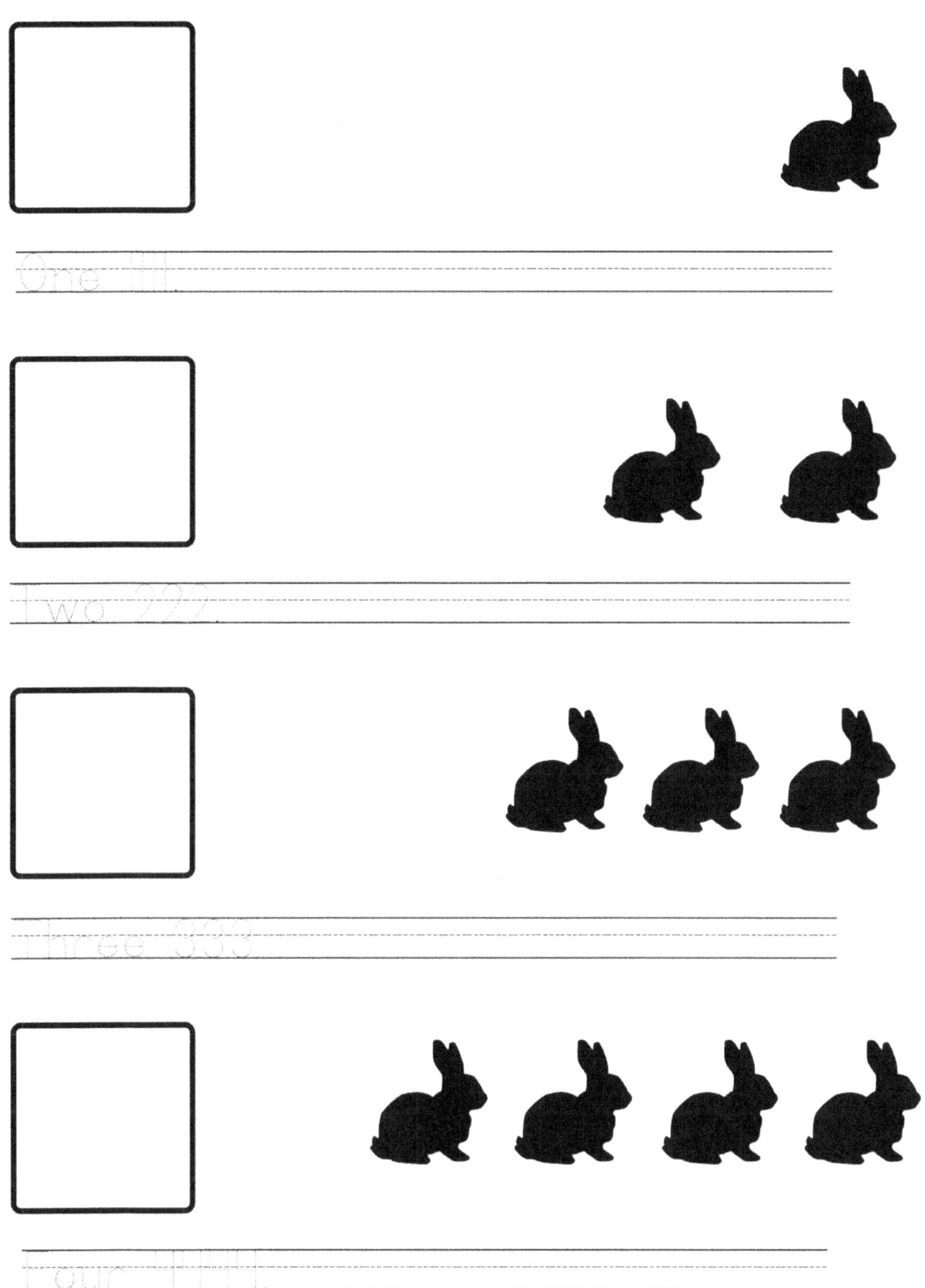

Bunnies 2

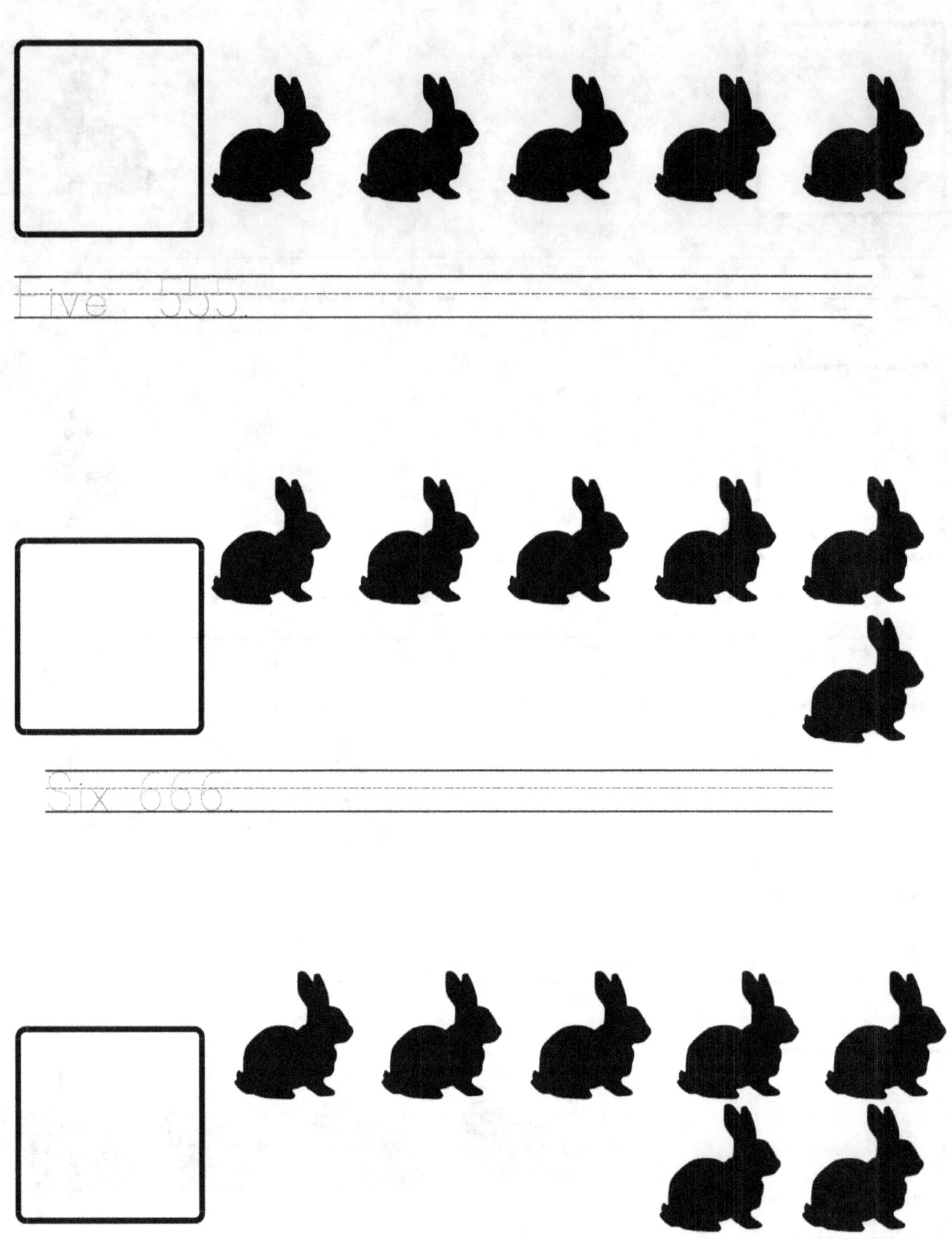

Bunnies 3

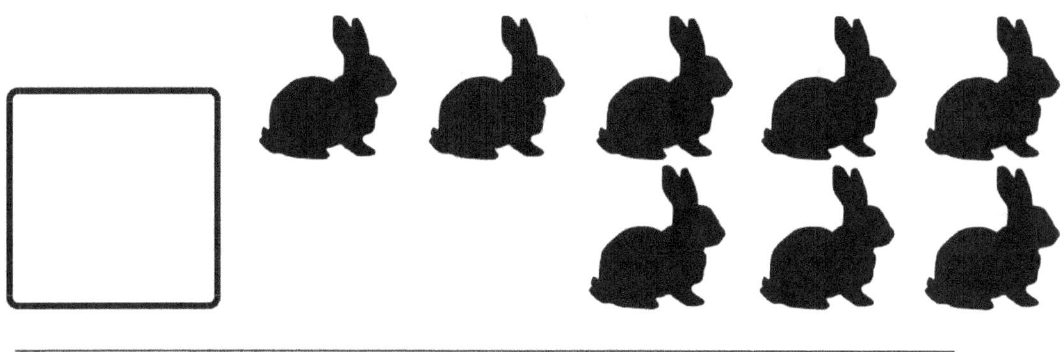

Eight 888

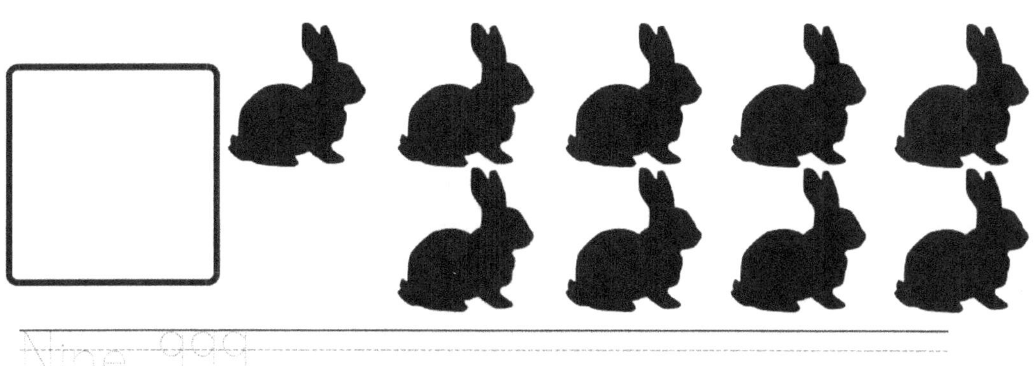

Nine 999

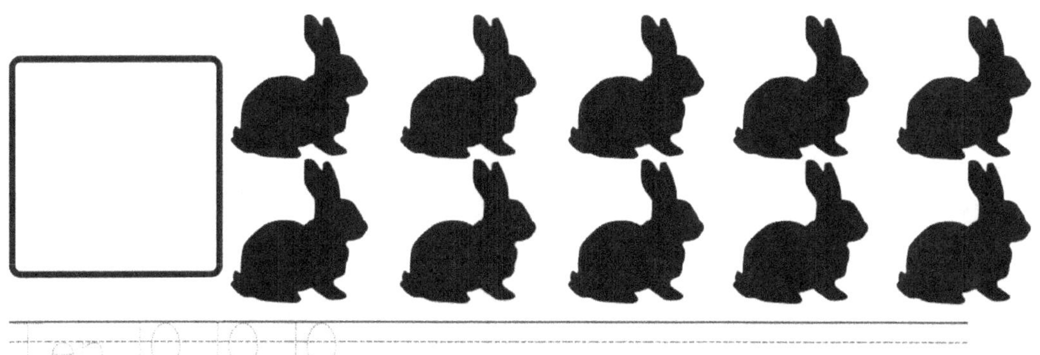

Ten 10 10 10

How many

Write the number in the blocks below

Black Bunnies	Grey Bunnies	Roosters	Bunnies in Total Black & Grey

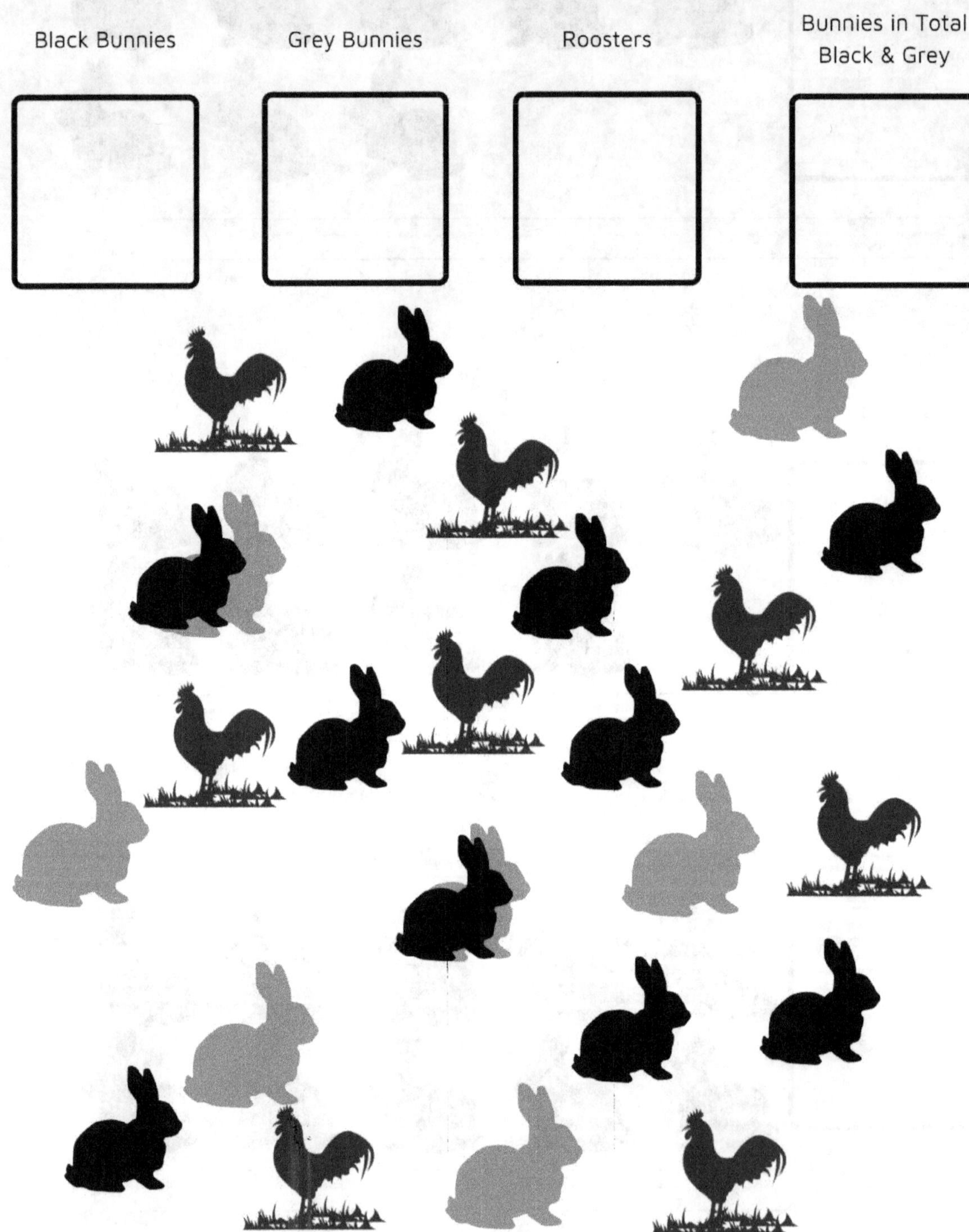

Maths

Using a pencil, complete the equations below.
Addition
Subtraction
Multiplication
Division

MATHS 1 (1-10)

5 x 3 = ____	4 + 4 = ____	1 x 1 = ____
7 + 6 = ____	7 ÷ 7 = ____	3 x 5 = ____
2 ÷ 2 = ____	5 + 4 = ____	8 - 4 = ____
1 x 4 = ____	8 - 1 = ____	6 x 5 = ____
6 ÷ 3 = ____	2 x 3 = ____	2 + 5 = ____
5 x 5 = ____	6 x 2 = ____	4 + 3 = ____
3 - 2 = ____	8 - 2 = ____	6 - 1 = ____

MATHS 2 (11 - 99)

67 x 47 = ____	97 - 87 = ____	74 x 52 = ____
31 - 15 = ____	22 ÷ 2 = ____	52 ÷ 2 = ____
33 + 93 = ____	79 - 77 = ____	45 - 15 = ____
70 ÷ 5 = ____	23 ÷ 1 = ____	82 x 37 = ____
63 ÷ 7 = ____	60 - 59 = ____	13 + 91 = ____
70 ÷ 5 = ____	66 x 17 = ____	68 - 29 = ____
81 ÷ 3 = ____	17 ÷ 1 = ____	34 ÷ 2 = ____

Direction

Which way are the arrows pointing?

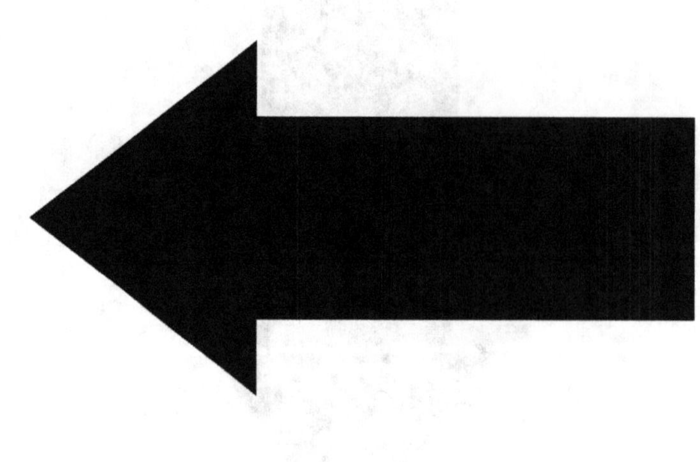

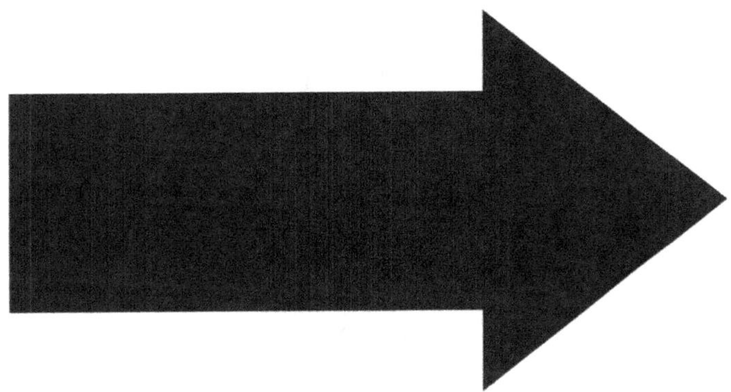

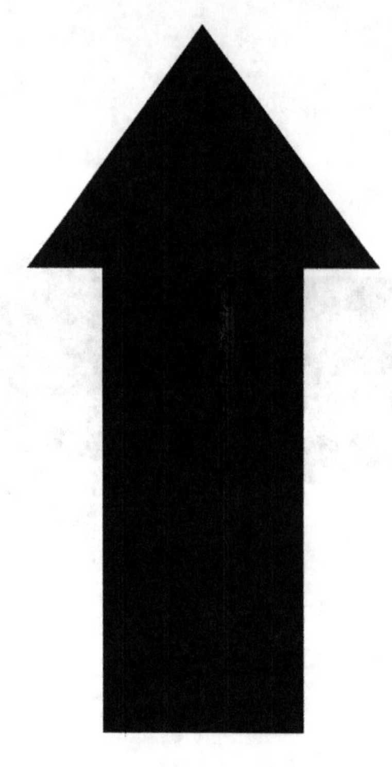

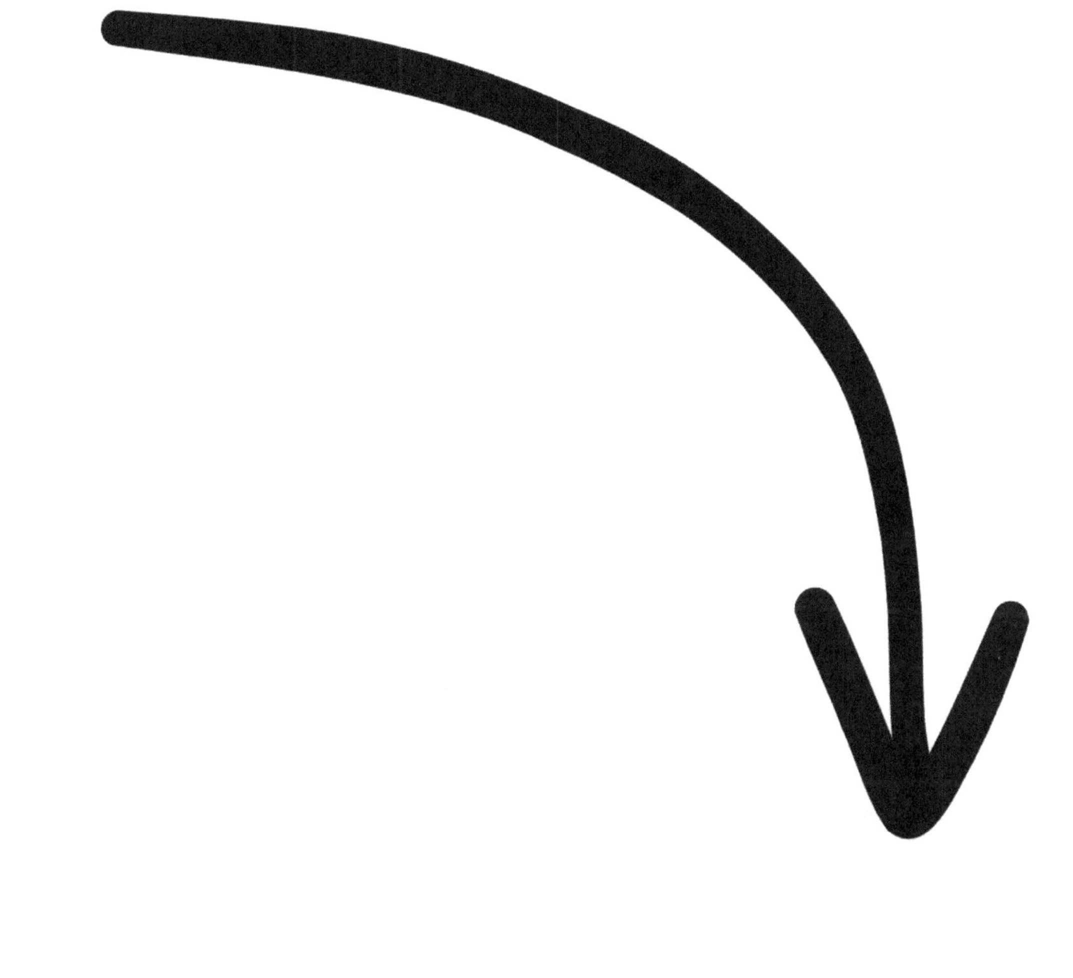

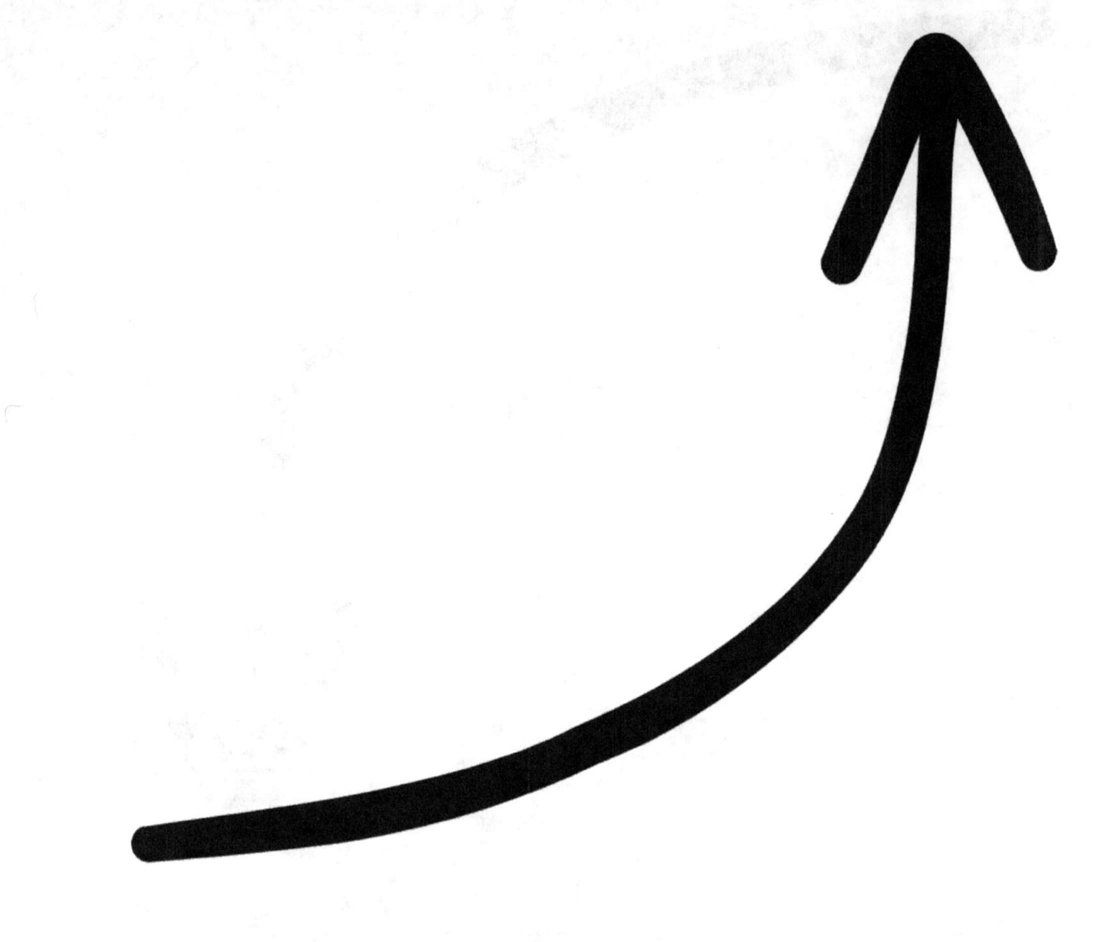

Memory

Study the following pictures one at a time for 30 seconds.
Turn the book over or close it.
On a separate piece of paper, redraw the picture in as much detail as possible.
Check your percentage in detail in the solution section

Memory 1

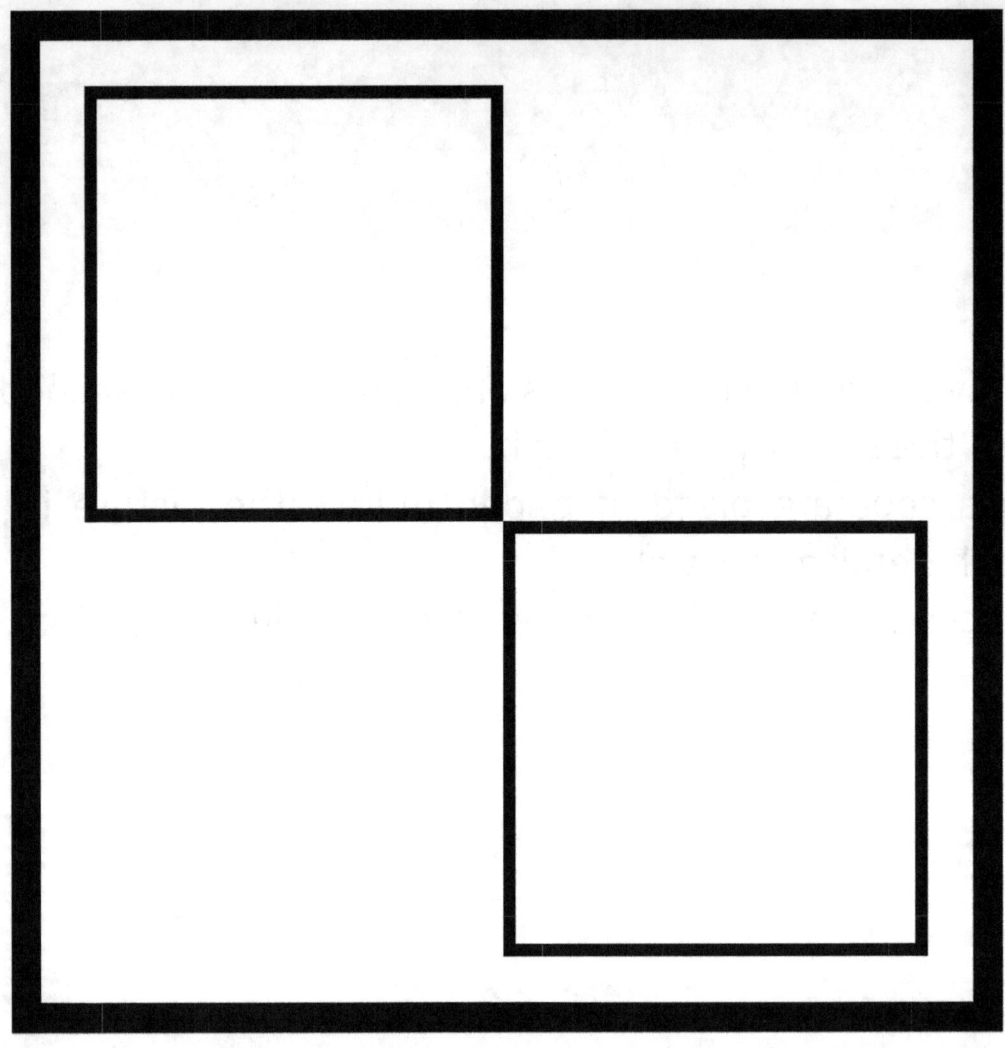

Memory 2

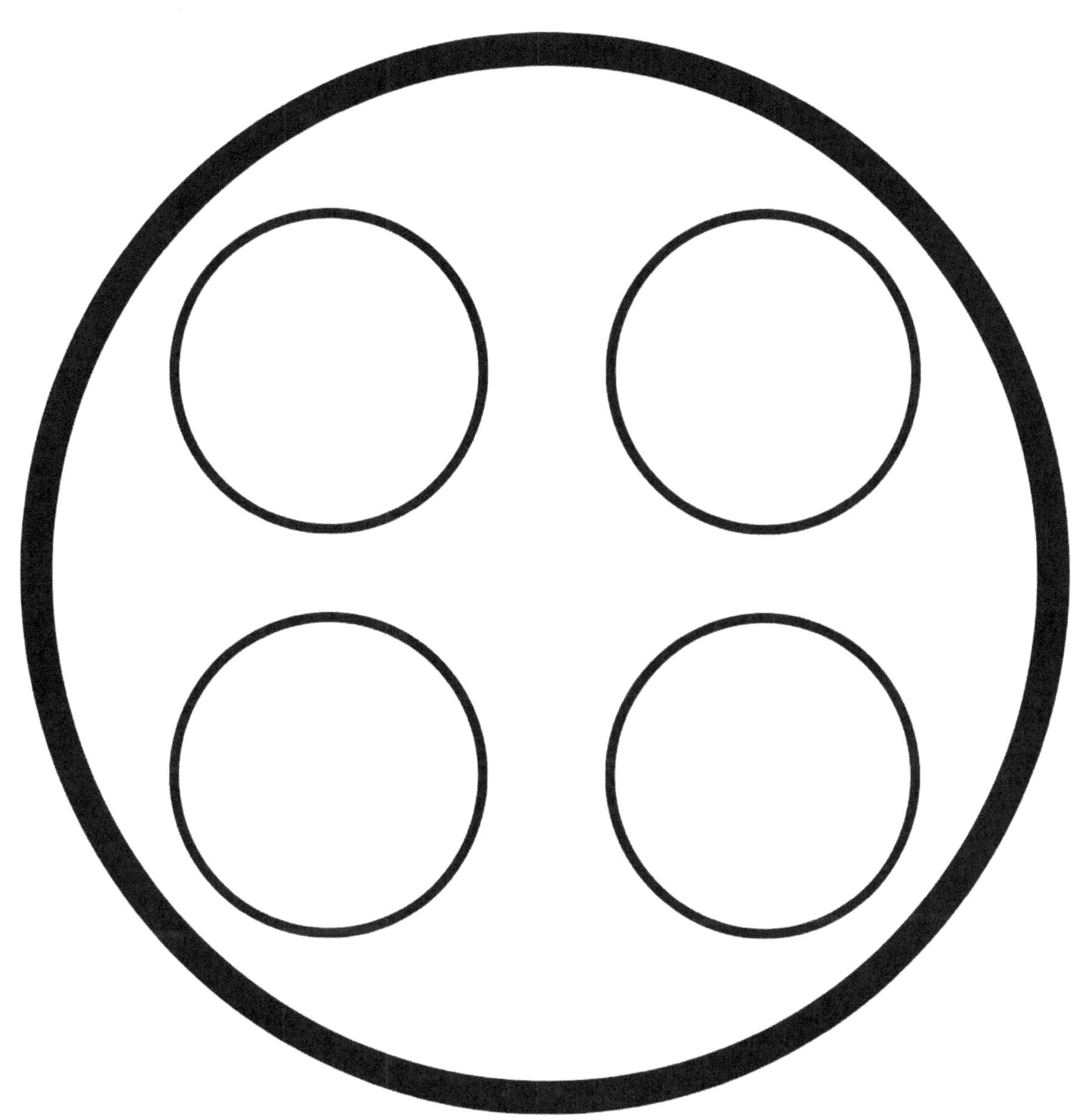

Memory 3

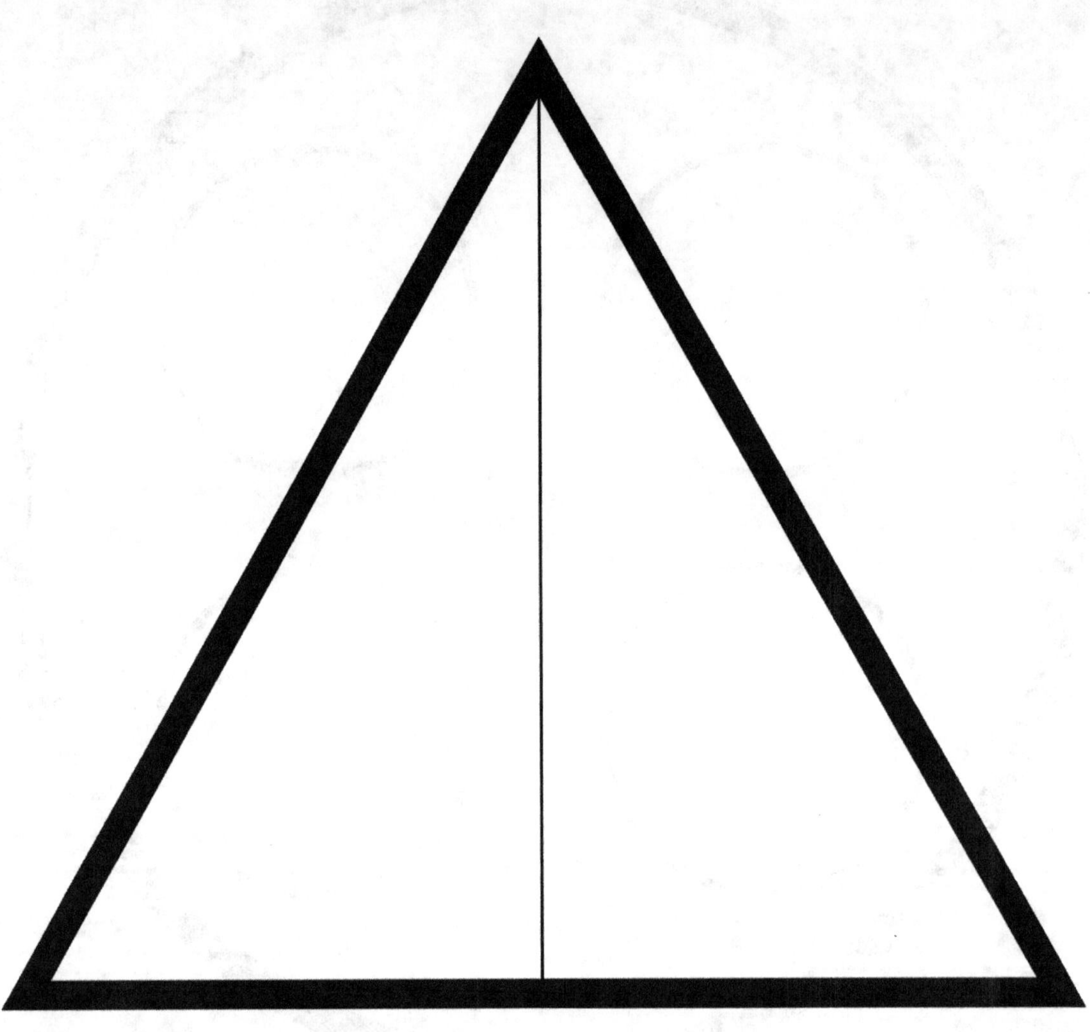

Memory 4

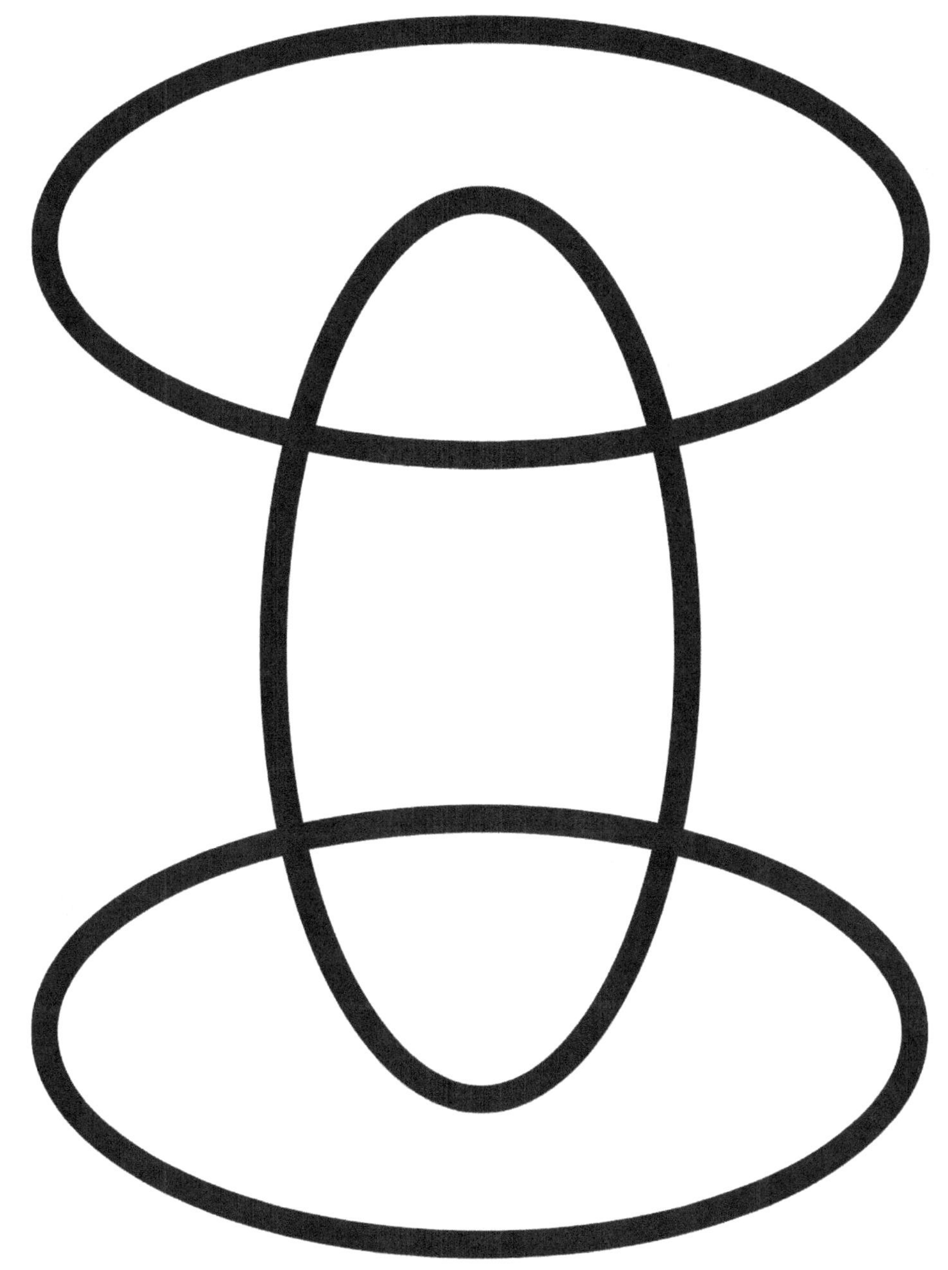

Memory 5

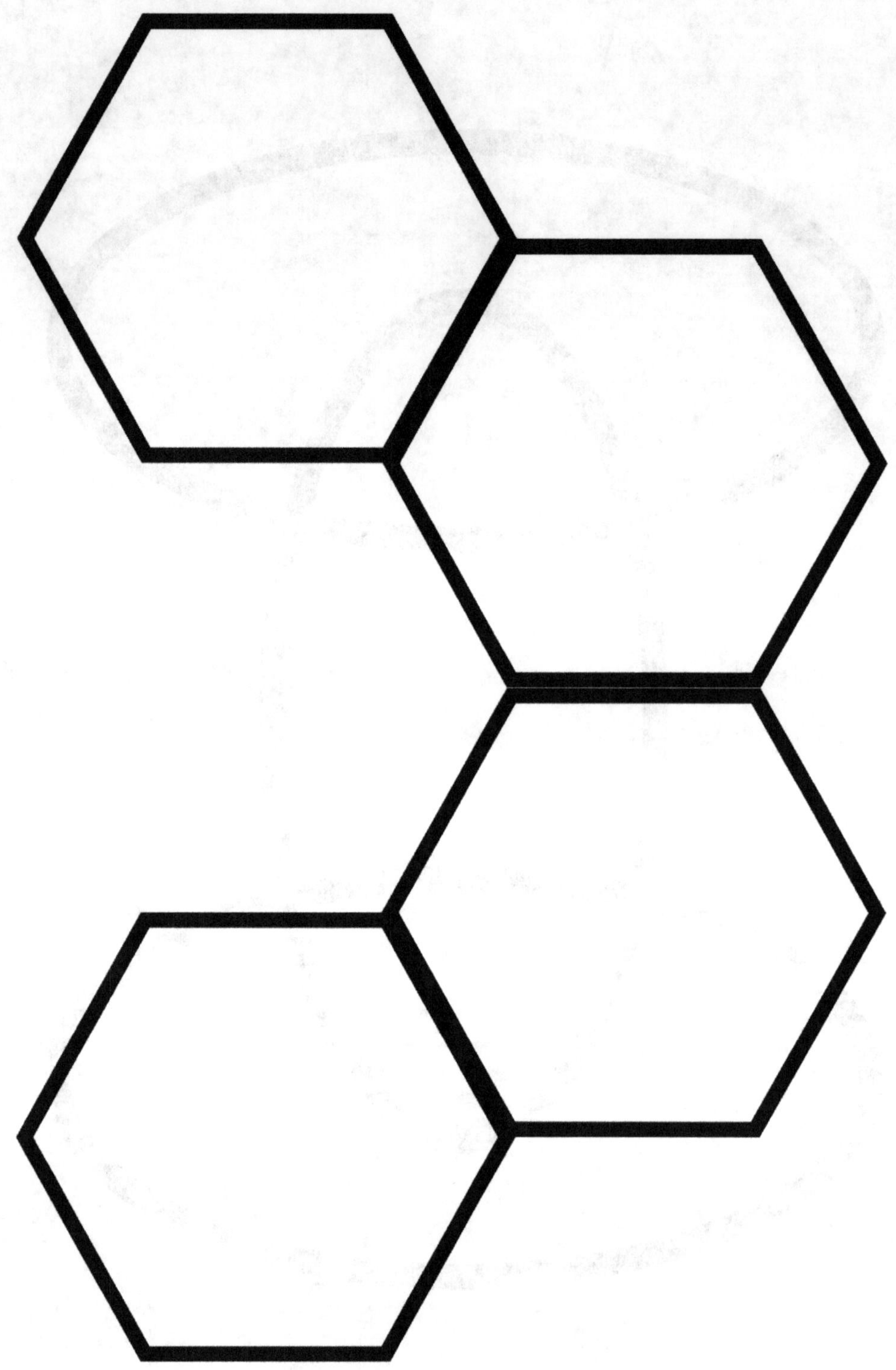

Memory 6

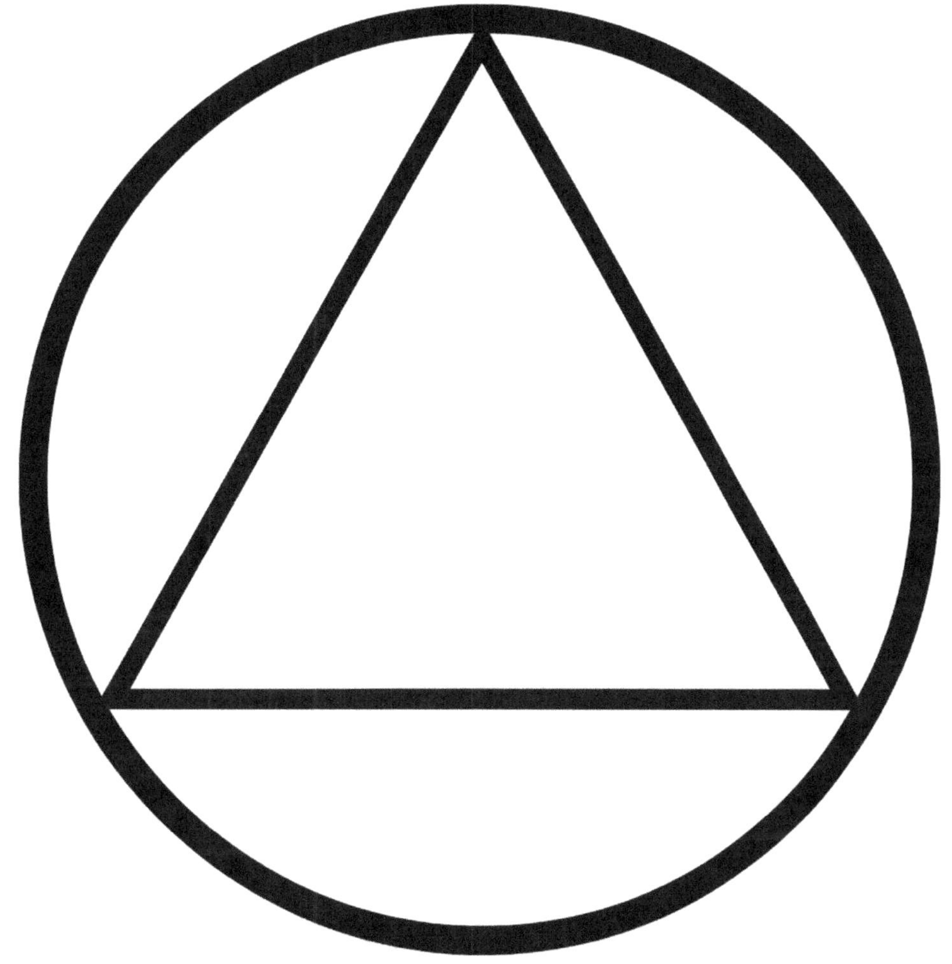

Memory 7

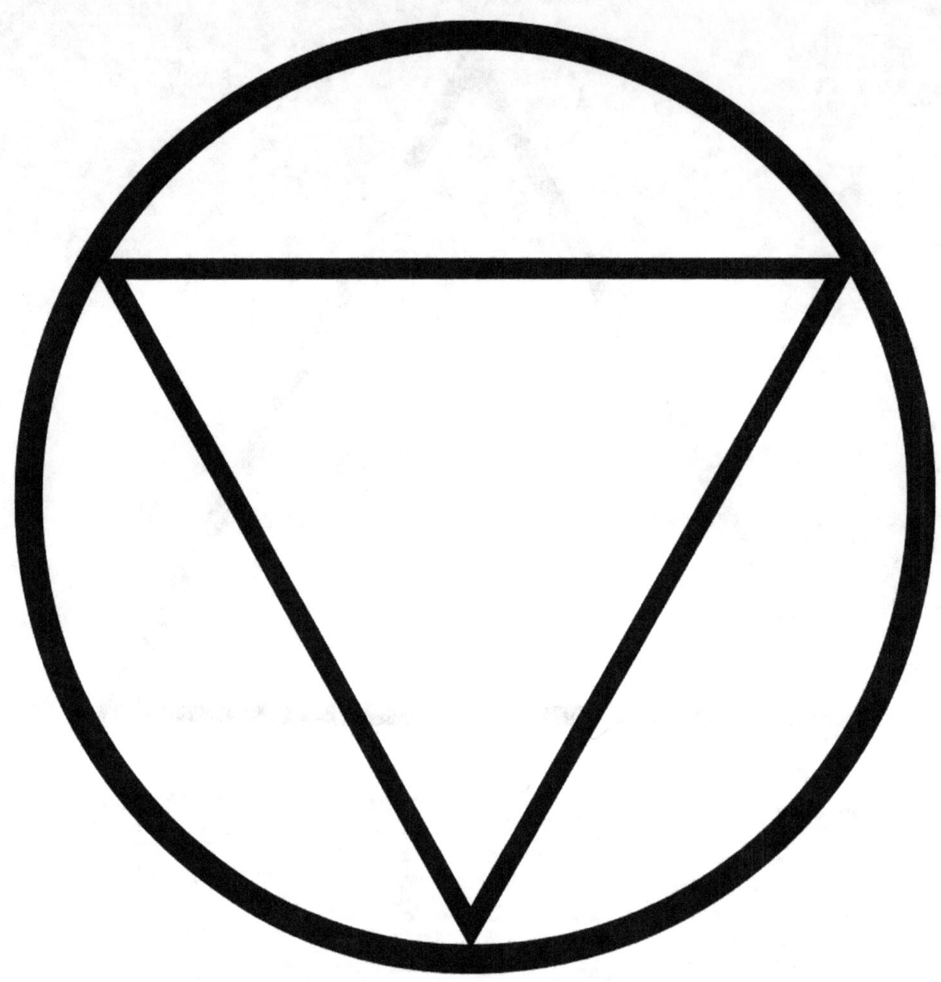

Memory 8

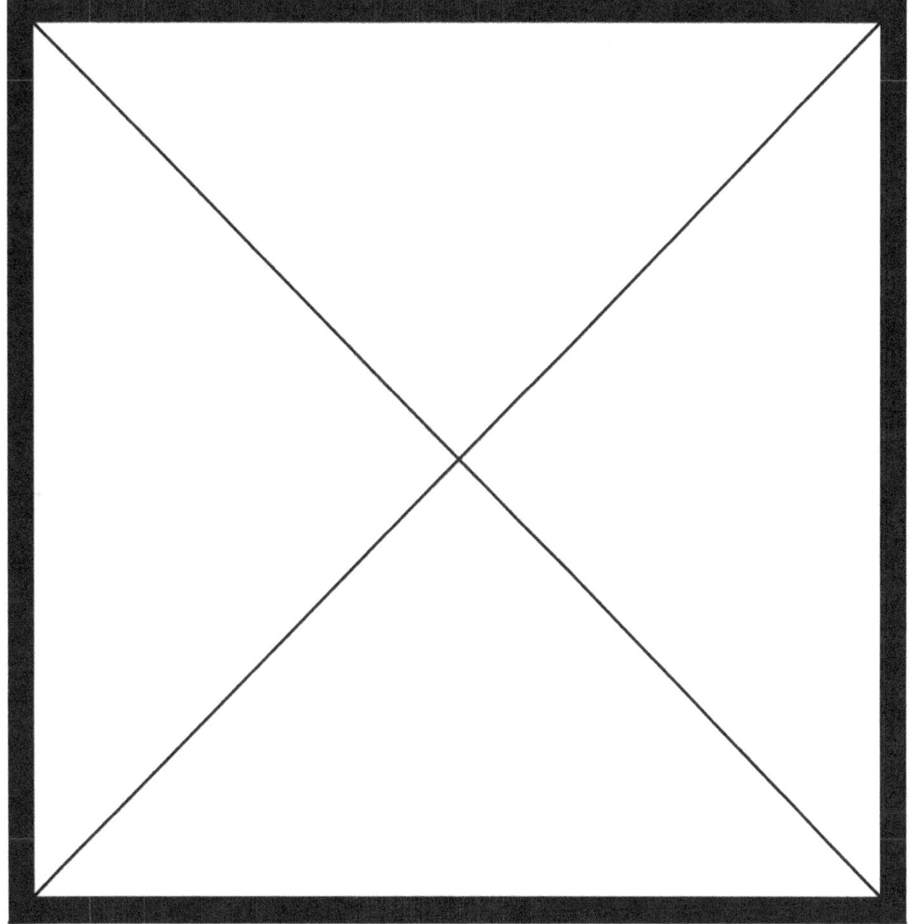

Memory 9

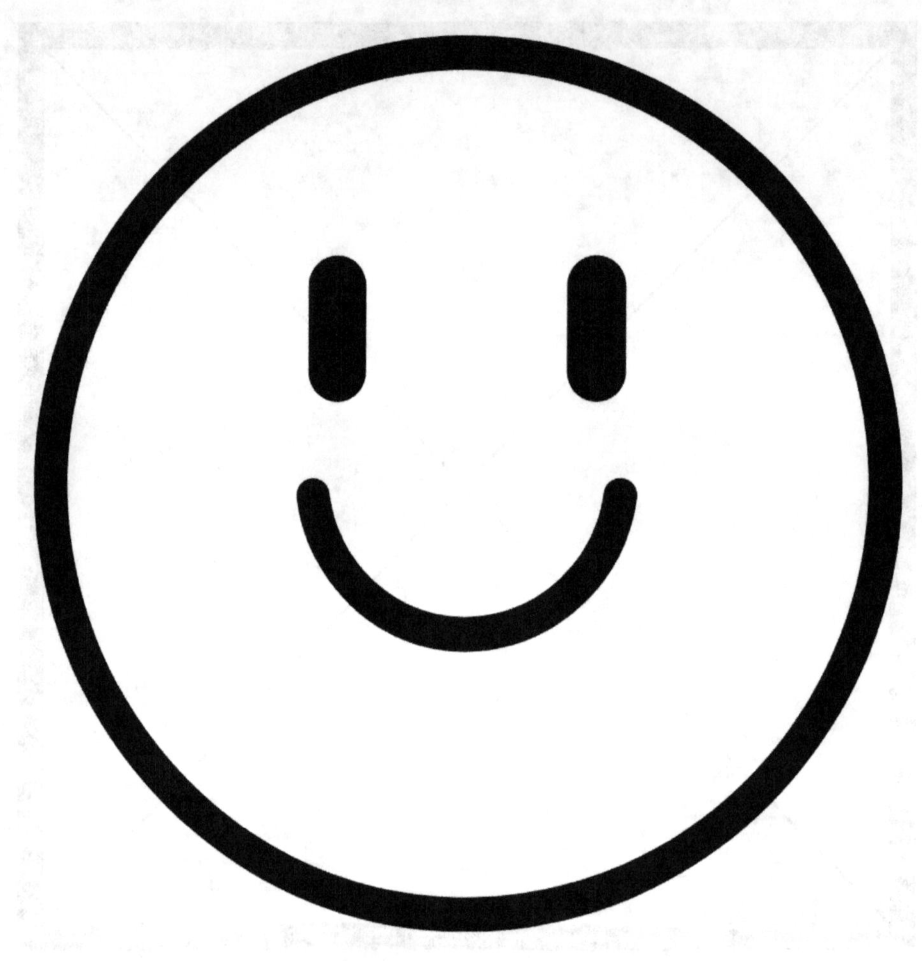

Memory 10

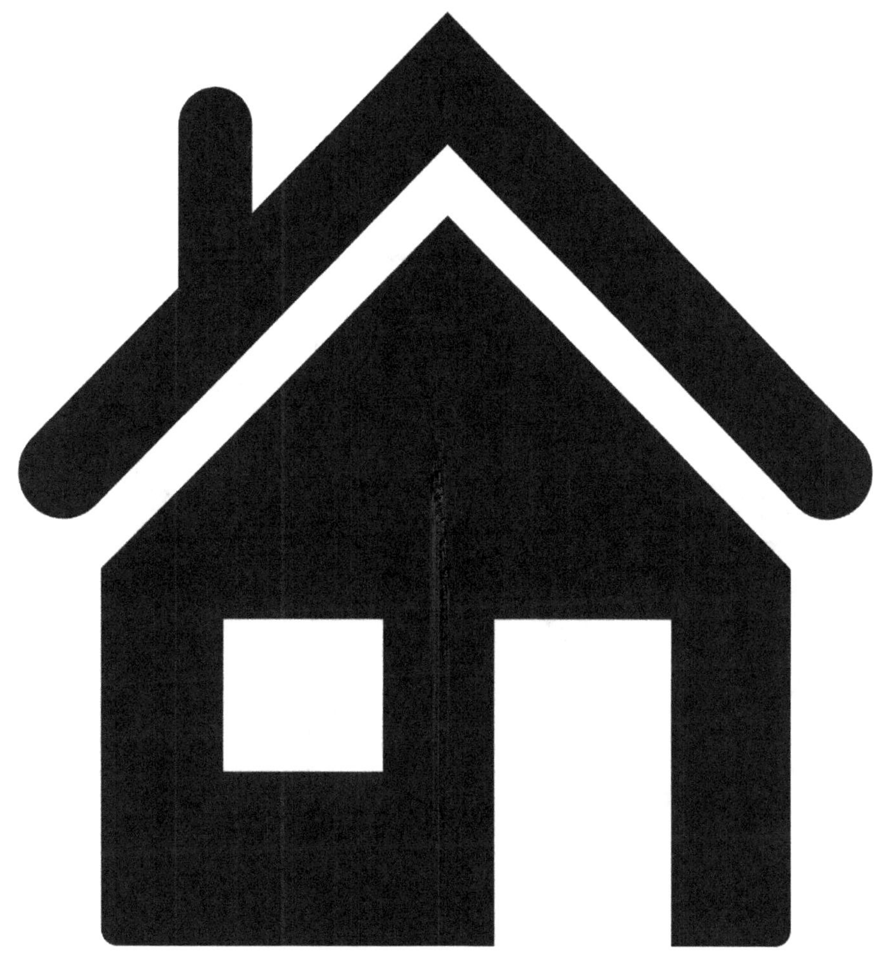

Memory 11

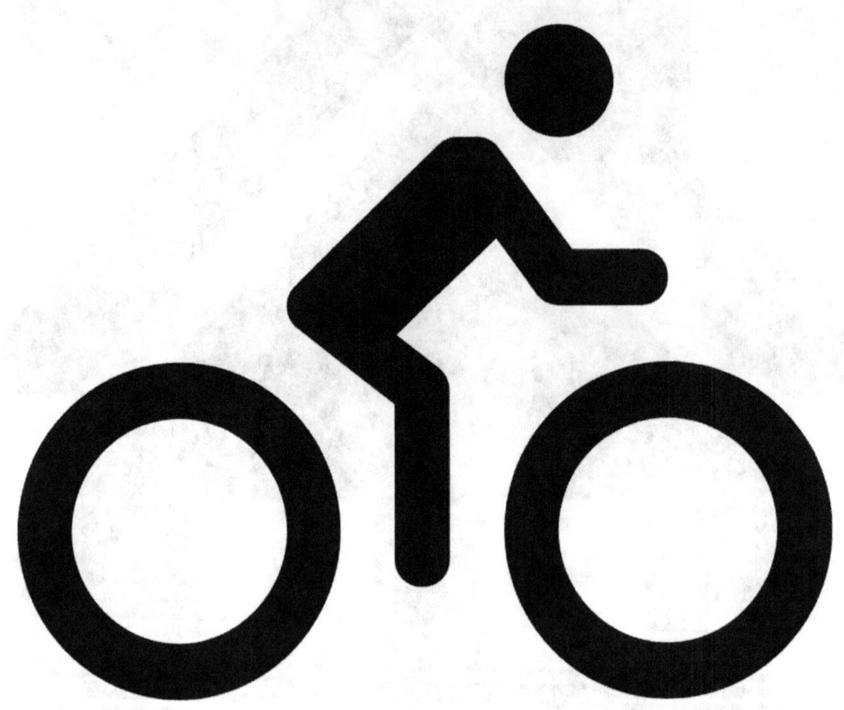

3D Cubes

Count the number of cubes that create the stack.
Remember to count the ones you can not see.
Check solutions for the answer

Count the Cubes 1

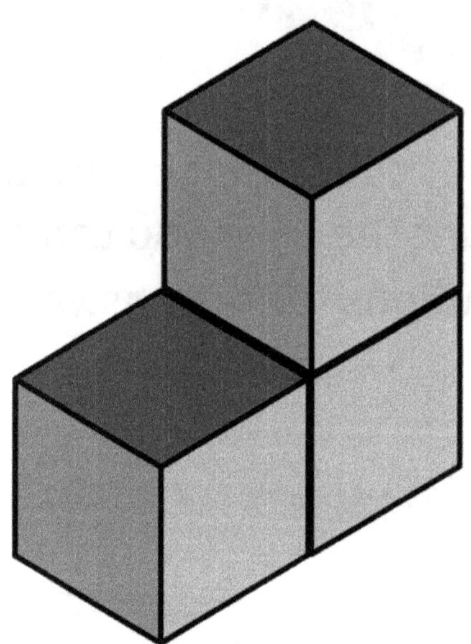

Count the Cubes 2

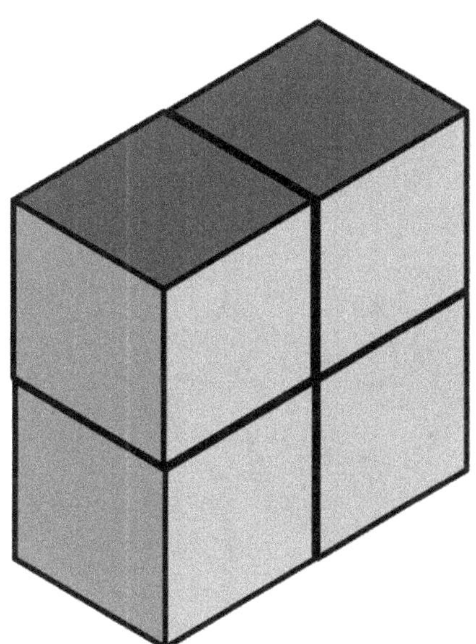

Count the Cubes 3

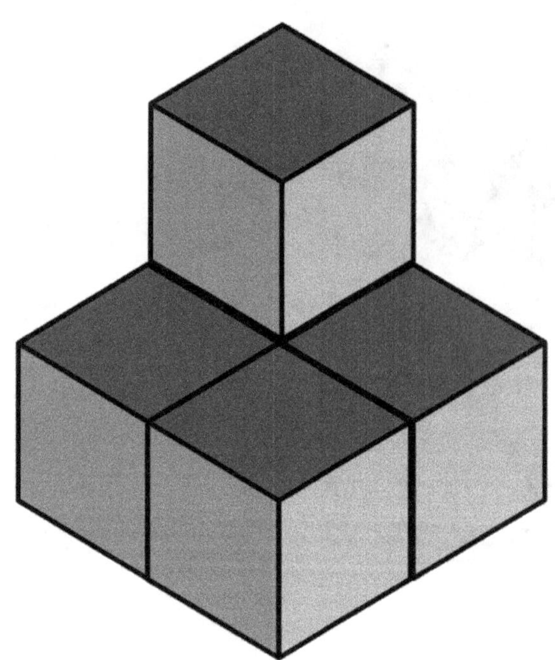

Count the Cubes 4

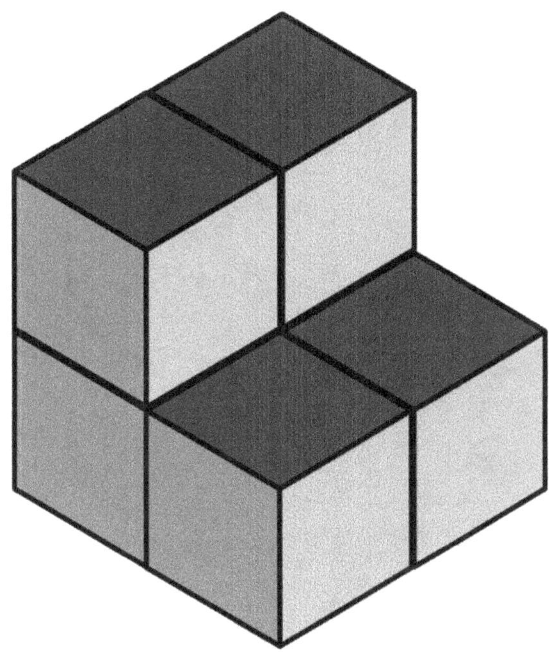

Count the Cubes 5

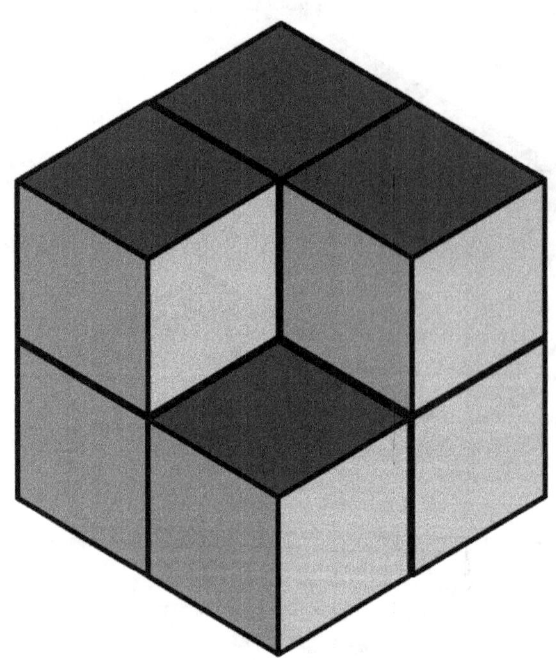

Count the Cubes 6

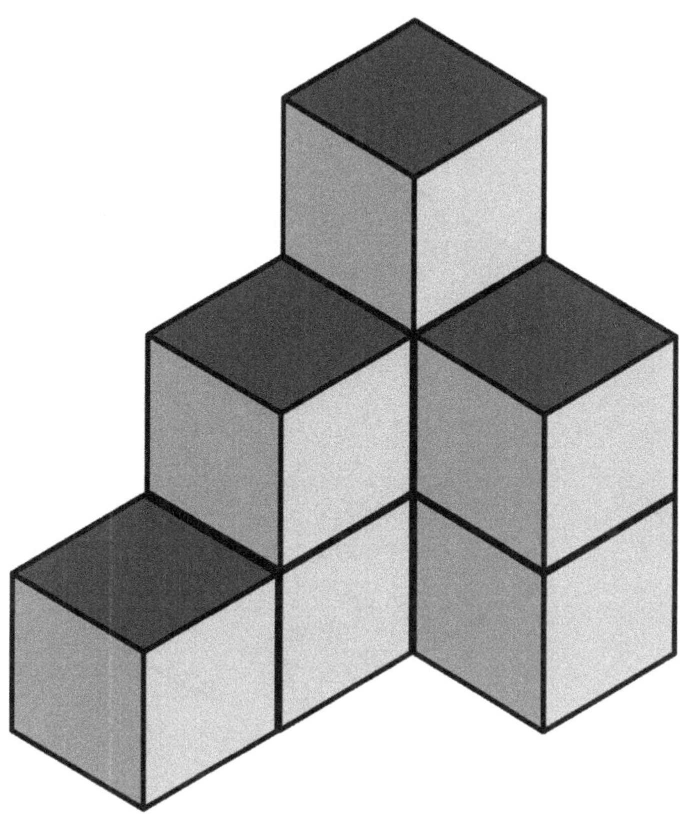

Count the Cubes 7

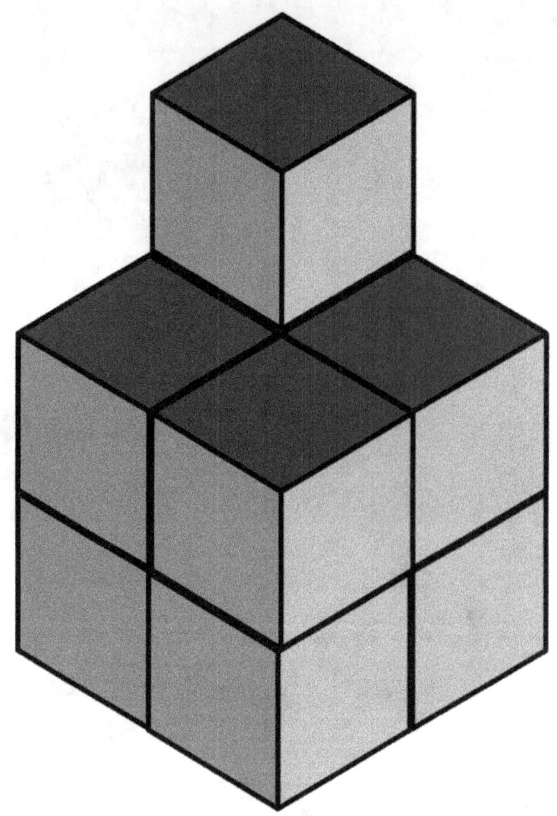

Count the Cubes 8

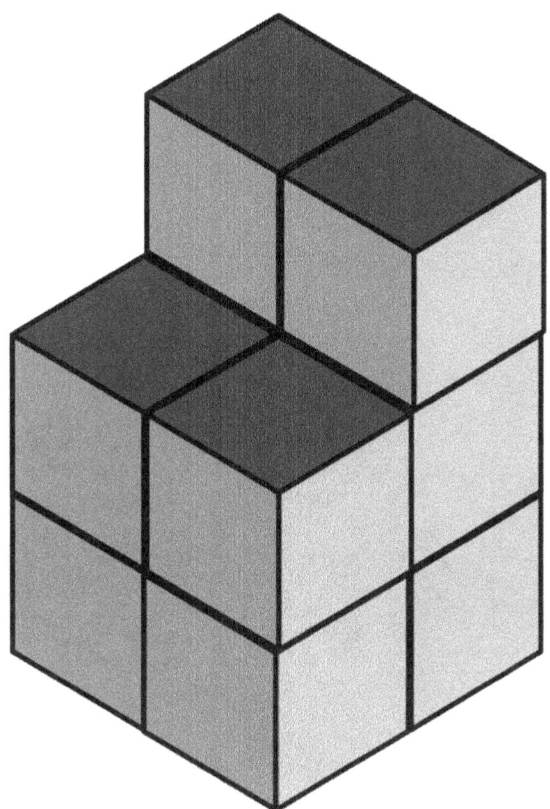

Count the Cubes 9

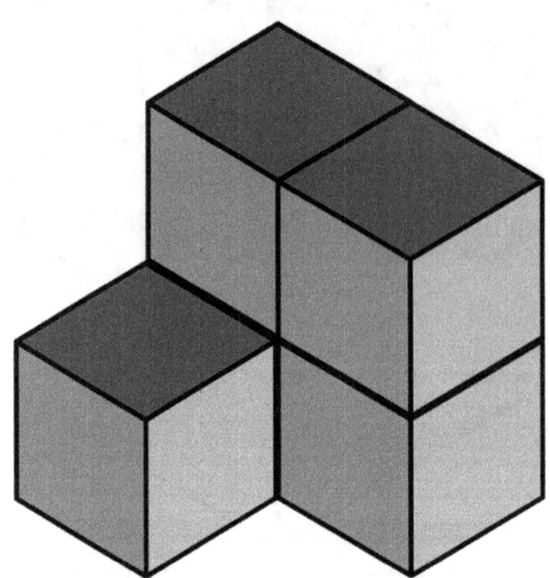

Count the Cubes 10

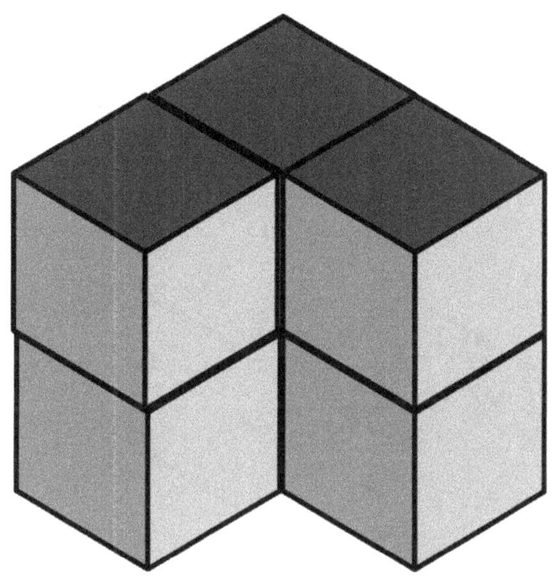

Count the Cubes 11

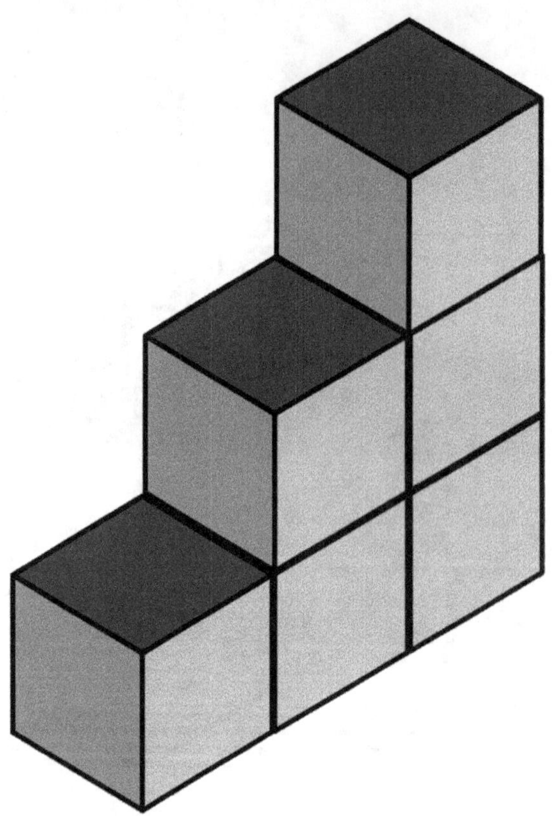

Count the Cubes 12

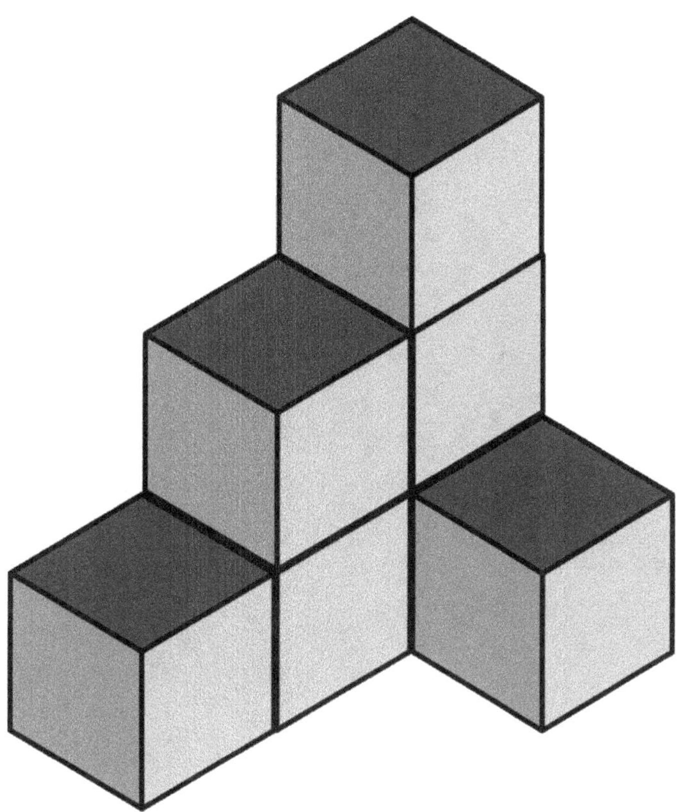

Count the Cubes 13

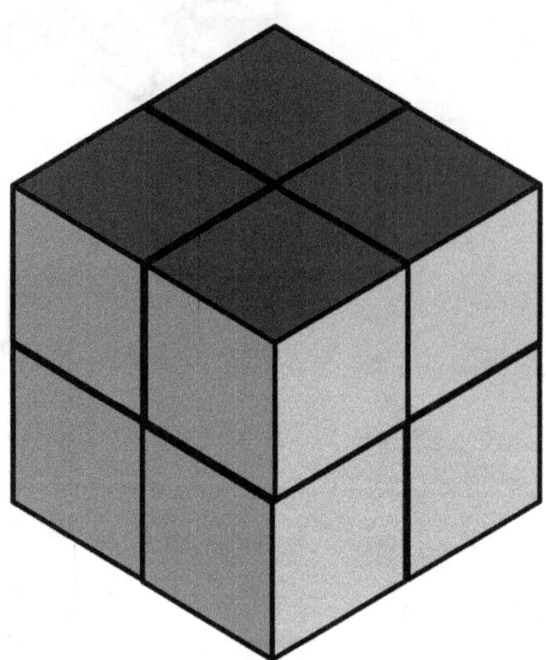

Wordsearch

Using a pencil, circle the words in the below puzzles.
Words may run up or down, left or right or diagonally

3 LETTER WORDSEARCH

k	t	s	h	b	t	o	y	g	b	d	g
r	p	w	t	o	r	n	n	o	a	f	i
d	i	g	n	o	s	p	b	e	j	t	p
v	s	k	b	r	a	j	o	i	t	t	r
v	p	a	l	m	x	s	a	t	o	k	m
d	d	w	x	a	y	k	k	i	k	q	w
e	w	f	a	m	p	p	q	e	e	j	x
f	b	u	h	r	r	n	p	o	i	n	b
b	o	y	x	w	s	a	b	m	e	q	k
l	t	d	l	o	a	h	x	t	i	m	i
p	b	u	a	u	e	e	r	a	e	a	d
r	g	g	o	l	b	x	s	p	k	g	w

arm	gam	log	pig	tag
bad	hub	map	rot	ten
bob	imp	oak	sea	tie
boy	kid	old	sip	tok
ear	lap	one	son	war

3 LETTER WORDSEARCH - 2

f	y	n	m	c	o	d	m	j	s	o	s
e	h	m	c	g	t	v	e	i	l	f	o
z	y	e	u	u	a	y	s	w	d	w	d
n	u	w	s	i	r	k	w	t	w	w	j
v	g	a	v	m	o	s	e	a	y	a	j
x	y	a	b	x	r	w	f	h	p	s	o
b	i	e	m	f	e	t	t	b	u	o	g
y	w	i	c	e	d	g	r	k	n	i	w
w	u	w	e	t	k	w	u	g	q	d	k
e	r	a	j	p	e	b	l	d	p	p	e
s	t	k	r	y	d	u	d	o	u	r	a
y	u	m	q	e	x	c	d	l	j	m	v

bew	dug	ice	ore	sky
cod	era	ink	our	sod
cur	few	jog	saw	via
dim	fez	mag	say	wet
due	hat	mew	sew	yum

3 LETTER WORDSEARCH - 3

v	n	m	a	d	t	u	b	a	t	a	e
y	o	m	e	i	p	k	n	b	t	d	s
m	v	p	h	e	k	k	y	e	u	n	e
w	f	h	r	e	e	x	o	p	s	g	e
t	a	m	e	w	b	r	a	w	x	f	h
t	b	r	o	x	t	o	o	x	t	o	e
t	i	g	b	w	l	i	x	h	q	g	s
i	d	o	u	t	r	x	h	f	g	k	t
f	k	d	c	e	u	i	d	a	y	p	e
l	u	b	p	e	s	t	n	a	i	v	k
s	r	n	v	l	g	n	c	l	l	k	v
d	a	s	p	u	p	y	y	r	w	m	a

ant	die	fit	mom	sad
bid	dog	fog	mow	see
bra	eat	his	per	too
but	eek	lip	pox	two
cub	egg	mat	raw	wry

3 LETTER WORDSEARCH - 4

b	c	a	t	r	b	n	h	e	y	j	r
k	h	e	i	g	m	n	i	e	i	p	i
j	u	f	f	h	u	h	c	s	u	i	p
b	g	x	u	g	e	t	f	a	r	n	k
v	q	h	a	n	e	h	d	x	s	n	g
l	g	t	r	s	s	o	x	a	a	q	b
t	o	x	q	i	t	k	c	f	k	u	u
n	h	v	d	p	a	e	d	y	s	h	q
j	f	b	o	j	a	y	o	t	o	l	l
h	v	a	a	k	h	t	n	e	g	n	y
i	g	m	j	r	i	o	g	u	p	h	g
a	j	p	t	e	y	o	s	k	b	a	j

air	fan	hey	key	pat
bus	far	hug	lot	pie
cat	fir	huh	nod	pug
dot	gnu	jab	not	sin
etc	gun	jam	oik	yet

4 LETTER WORDSEARCH

c	p	n	h	w	e	a	r	l	b	t	j
s	s	y	e	b	o	h	p	i	o	w	m
i	a	w	o	y	j	e	n	m	p	i	a
c	r	l	a	c	e	t	w	i	g	n	e
k	s	u	h	k	k	k	l	d	f	q	r
n	t	r	r	e	k	s	n	w	a	l	a
o	y	y	e	a	l	l	t	a	d	a	t
h	s	i	d	l	j	p	a	a	u	v	o
b	u	n	t	l	y	a	x	e	f	b	y
b	e	n	i	n	m	d	x	h	h	m	s
d	n	a	s	o	k	p	m	a	c	o	r
p	e	v	i	h	a	a	t	g	t	c	e

ajar	comb	keep	ream	slob
auto	dish	lawn	rely	tada
bint	heal	nine	sand	toys
bunt	help	obey	sick	twin
camp	hive	rasp	slip	wear

4 LETTER WORDSEARCH - 2

t	o	p	s	m	f	k	p	f	w	n	u
m	g	d	e	e	v	e	i	l	i	l	h
e	o	u	l	g	q	o	i	e	n	r	i
a	a	c	a	a	t	b	n	v	g	i	r
n	l	k	k	b	s	a	o	e	d	a	e
p	l	i	x	e	o	t	o	n	t	k	r
v	e	s	r	t	h	h	n	e	y	t	s
p	u	u	o	i	j	l	o	o	t	s	t
k	b	c	o	c	r	a	b	k	g	b	o
y	r	h	m	e	t	u	c	c	n	t	o
o	e	t	e	h	e	a	t	e	u	x	r
d	v	q	v	t	l	e	f	p	l	u	c

bath	erst	host	moor	such
cite	even	kale	noon	tool
crab	felt	lung	peck	veil
cute	goal	mean	rate	verb
duck	heat	mega	spot	wing

4 LETTER WORDSEARCH - 3

d	j	x	t	l	l	u	m	t	t	i	m
g	q	r	h	t	o	c	s	i	r	i	m
b	i	u	h	t	r	a	e	h	v	l	c
p	n	e	i	b	t	e	b	r	o	w	l
t	n	m	x	a	o	q	e	i	x	a	j
i	o	i	o	b	y	n	n	b	t	b	c
v	c	g	v	r	t	k	k	n	n	o	k
e	s	o	r	a	e	m	e	e	l	e	l
y	a	r	x	n	r	p	s	a	l	t	l
k	n	a	b	y	m	t	c	a	s	y	i
a	k	c	i	t	b	l	g	f	k	i	p
s	u	h	t	y	s	k	i	n	n	o	q

bank	gale	mitt	pill	thus
bawl	goat	mull	rose	tick
bonk	hear	nest	skin	tree
bran	hunt	oink	term	trip
cola	iris	omit	then	xray

4 LETTER WORDSEARCH - 4

e	p	r	a	p	t	g	x	j	n	a	v
a	s	i	v	s	n	s	m	a	r	t	m
t	b	f	a	y	y	b	a	b	e	w	e
c	s	e	h	b	a	s	k	i	k	a	l
u	e	d	o	c	w	e	m	a	l	r	t
a	g	o	t	k	n	i	s	t	o	d	x
u	e	v	n	l	i	a	r	t	k	r	q
l	a	c	r	e	u	m	r	d	s	a	n
l	s	r	d	d	t	o	e	w	a	r	e
i	e	k	e	f	s	a	a	l	m	e	r
w	g	v	b	a	i	y	h	x	t	j	w
d	r	a	g	a	u	f	d	n	i	m	m

area	draw	mask	rail	toga
baby	ease	melt	rare	tram
bask	east	melt	sink	visa
code	hate	mind	sort	will
drag	lame	parp	sway	wren

5 LETTER WORDSEARCH

p	r	i	z	e	m	e	x	e	b	i	e	k	t
l	l	y	t	q	s	t	a	g	e	q	f	v	s
h	l	e	b	b	n	a	e	l	b	a	t	n	i
c	t	t	u	r	g	r	a	t	t	y	d	a	r
i	t	h	o	o	e	m	p	t	y	t	r	o	w
h	r	g	d	o	k	m	a	d	e	p	t	r	c
w	i	i	o	d	x	v	a	i	r	r	s	g	f
q	c	m	q	d	o	s	h	i	e	p	t	f	w
y	k	e	f	y	l	i	a	d	l	h	e	u	h
g	h	e	c	n	i	m	m	w	a	o	e	i	c
y	d	n	a	h	s	v	r	y	y	u	r	f	a
n	c	k	g	f	a	n	c	y	a	n	h	k	e
d	b	t	n	o	r	f	i	s	o	d	q	e	p
c	u	b	u	c	l	u	b	s	c	p	a	g	c

adept	email	handy	peach	steer
brood	empty	hound	prize	table
clubs	fancy	ibexe	ratty	trick
daily	front	might	relay	which
doubt	groan	mince	stage	wrist

5 LETTER WORDSEARCH - 2

u	l	k	i	p	x	f	r	o	c	k	e	y	b
r	a	a	u	u	w	j	e	a	n	s	v	k	o
t	u	r	g	o	n	e	r	r	o	r	x	a	i
p	s	g	l	w	b	t	i	f	b	p	q	h	n
e	u	e	a	v	i	g	g	r	o	b	o	s	k
t	b	l	a	a	b	a	r	k	e	d	g	e	u
n	l	j	r	q	v	s	k	c	y	a	j	b	m
y	s	a	f	o	k	b	a	s	i	a	n	k	t
l	y	t	i	r	b	h	h	b	f	d	n	l	y
i	v	d	o	o	l	b	o	e	i	e	l	o	p
o	a	w	f	u	l	s	c	n	e	u	i	w	x
r	p	u	s	h	y	w	g	l	e	x	p	l	t
b	m	c	f	p	v	y	o	q	s	y	n	y	e
s	q	u	a	t	q	r	e	d	i	c	q	n	t

aerie	blood	error	kneel	squat
asian	boink	frock	lowly	tiara
avoid	broil	honey	purse	usual
awful	cider	jeans	pushy	wally
below	dingy	kedge	shaky	works

5 LETTER WORDSEARCH - 3

d	p	s	q	u	i	l	t	p	l	j	s	u	f
r	r	r	a	r	d	t	i	x	i	w	o	r	h
o	s	a	u	l	g	v	v	l	o	l	m	o	e
o	l	s	e	s	s	p	t	d	a	i	u	x	f
g	n	t	h	h	u	a	i	i	a	b	k	t	t
e	d	a	e	r	b	w	g	o	d	r	o	c	y
n	i	n	k	g	e	r	w	u	a	w	x	r	o
e	b	d	p	l	m	t	o	i	m	f	q	w	d
c	w	j	i	y	u	l	s	e	l	p	u	w	e
s	e	h	s	b	c	e	n	x	k	m	o	t	l
h	c	s	b	g	v	i	d	e	o	x	t	g	r
q	a	y	i	h	y	f	o	o	g	f	e	d	c
s	k	m	q	u	a	r	t	j	t	u	o	r	t
k	s	l	i	a	r	j	o	p	u	m	p	s	l

bread	hefty	quilt	sassy	tulip
chile	labor	quote	scene	usurp
cloud	miaow	rails	stand	video
goofy	pumps	raise	trout	widow
heard	quart	salsa	tubby	yodel

5 LETTER WORDSEARCH - 4

t	m	a	d	a	r	p	s	s	n	a	e	t	y
d	p	o	i	n	t	s	c	v	m	a	p	f	o
h	c	t	i	p	d	o	g	s	b	r	p	k	k
n	f	f	n	e	h	n	m	o	g	d	e	a	l
e	x	p	e	l	u	b	o	l	u	o	k	t	j
j	m	s	v	o	a	b	y	d	a	o	r	u	f
v	p	w	y	k	y	b	w	s	f	l	e	g	c
y	o	o	e	v	a	i	p	s	a	f	l	k	m
h	u	d	d	r	e	l	l	t	t	t	c	v	l
r	c	m	o	d	e	l	e	e	s	n	n	t	a
e	h	n	e	t	w	r	a	a	o	u	i	s	e
e	r	a	d	i	o	i	t	m	n	o	g	a	t
n	y	t	r	i	b	e	s	g	m	c	x	o	s
s	y	y	t	a	c	o	s	k	t	f	v	r	i

baked	expel	pitch	radio	steam
baron	fatso	pleat	roast	tacos
booby	flood	point	seeds	terms
clerk	japan	pouch	sneer	tribe
count	model	prada	steal	young

Word Scramble

Look carefully at the jumbled words and try unscrambling as many of the anagrams as you can into real words.

3 Letter Wordscrable

ONT	
KYE	
BSU	
PGU	
DTO	
RFA	
DON	
TAC	
YTE	
KOI	
ISN	
NGU	
CTE	
EYH	
RAI	
ATP	
AJB	
EPI	
UHG	
AJM	

4 Letter Wordscrable

DECO	
ATRM	
KSNI	
LLWI	
TAES	
ENWR	
TGOA	
SIVA	
THAE	
RAWD	
SMAK	
RDGA	
OSTR	
LEMA	
ARAE	
APRP	
BBAY	
INDM	
ARRE	
SEEA	

5 Letter Wordscramle

ADIOR	
SAETM	
DOFOL	
BBYOO	
NORBA	
RETIB	
ARDPA	
CUHPO	
OTCUN	
NSERE	
DSEES	
IPTNO	
LEPTA	
RKLCE	
JAANP	
TFAOS	
ASTRO	
PHICT	
KEDBA	
ATSEL	

Sudoku

Sudoku is a 9 x 9 grid puzzle game.

The objective is to fill the 9 x 9 grid with numbers so that each column, row, and line of the 3 x 3 sub-grids that make up the grid (also called "boxes", "blocks", or "regions") contain all of the numbers from 1 to 9.

No number may be repeated in a sub-grid, line or column.

You are provided with a partially completed puzzle to complete, with a single solution.

Solutions to each puzzle can be found in the solutions section.

Easy

SUDOKU PUZZLE - 1

6	5		4	8	2		1	
4		7				3	2	8
	1		9	7		6	5	4
7		6		2	9	1	4	5
		1			5	2		6
5	2	4	3	1			7	9
8	6			3	7		9	
	4	5						2
		9	2	6			8	3

Easy

SUDOKU PUZZLE - 2

8		7	2	6	5	1		4
1			7	4	3		8	6
	5	6				7	3	
7		8		1	6	3		5
					7		1	9
	1	5		2		8		
	9			7	2			1
6	7			3	9		5	
2	8	4	6	5	1	9	7	3

Easy

SUDOKU PUZZLE - 3

6	2				4		3	9
		3		9	6	8	4	
	8			5	3	2		
2	7	1		3		4		6
		9		6		7	2	
	6			7	2			5
1	4	6		2	9	3	7	8
7		5	6	4	8	1	9	2
	9	2		1	7	6		4

Easy

SUDOKU PUZZLE - 4

6			3	9	1			7
3		5	7	8		2	1	6
		1		2			3	8
	1		8	4	6	3		5
4		3	1				8	9
8	5						7	4
1	7			6	2	4		3
2	6	4	5		3	8	9	1
		9		1		7	6	2

Easy

SUDOKU PUZZLE - 5

		3	8	1	9	6	2	7
			5	7	2			
1				4			8	9
3			7	9		1	6	2
9	4	2			8		7	5
	7	1	3	2		8	9	4
	3	8						
7	9	6	4	3	1	2		8
	1	4	2				3	6

Easy

SUDOKU PUZZLE - 6

		9	4	2	8	5	6	1
		5		1				
6				5	3			7
1	6	3	5	8		7	2	4
5	9	7			2	8		6
	2	8	6	7		3	5	9
	5	2						
8	3	6	2	9	7	1		5
		4	8				7	2

Easy

SUDOKU PUZZLE - 7

5		2		4				
	6	8	1					
1				9	5	2		8
		1	2	3	6	5	4	
4			7		9	1	8	3
3		5			8	7	6	2
	4	9		8	1	6	5	7
6	1	3	5	2		8	9	4
			9	6		3	2	

Easy

SUDOKU PUZZLE - 8

6	4		7		3			9
7		5	6			1		
	2		1	5			7	6
2	5	9	4					1
	8			3	5	2	6	
3	6		2	7	1	5	9	8
5	3		8		6	9	1	
	7		3	1	2		4	5
4				9		3	8	

Easy

SUDOKU PUZZLE - 9

	6	7		2	5	1	3	
1	8	5	4					
2				1		8	5	4
	5			9		7	6	1
	1	2				5	9	8
8			5	7	1	3	4	2
9		8	7		6	2	1	3
	2		9			4	7	
5	7		1		2		8	

Easy

SUDOKU PUZZLE - 10

	1			2	6	8		5
	7	8	4			6		9
6	2	4		5				7
1	5	6	2	3	8	7	9	4
2	4	9	5			3	8	1
3			1	9		2	5	6
	3	5	6	4				
			9					3
4			3			5	6	8

Solutions

How many (Solution)

Black Bunnies	Grey Bunnies	Roosters	Bunnies in Total Black & Grey
10	7	8	17

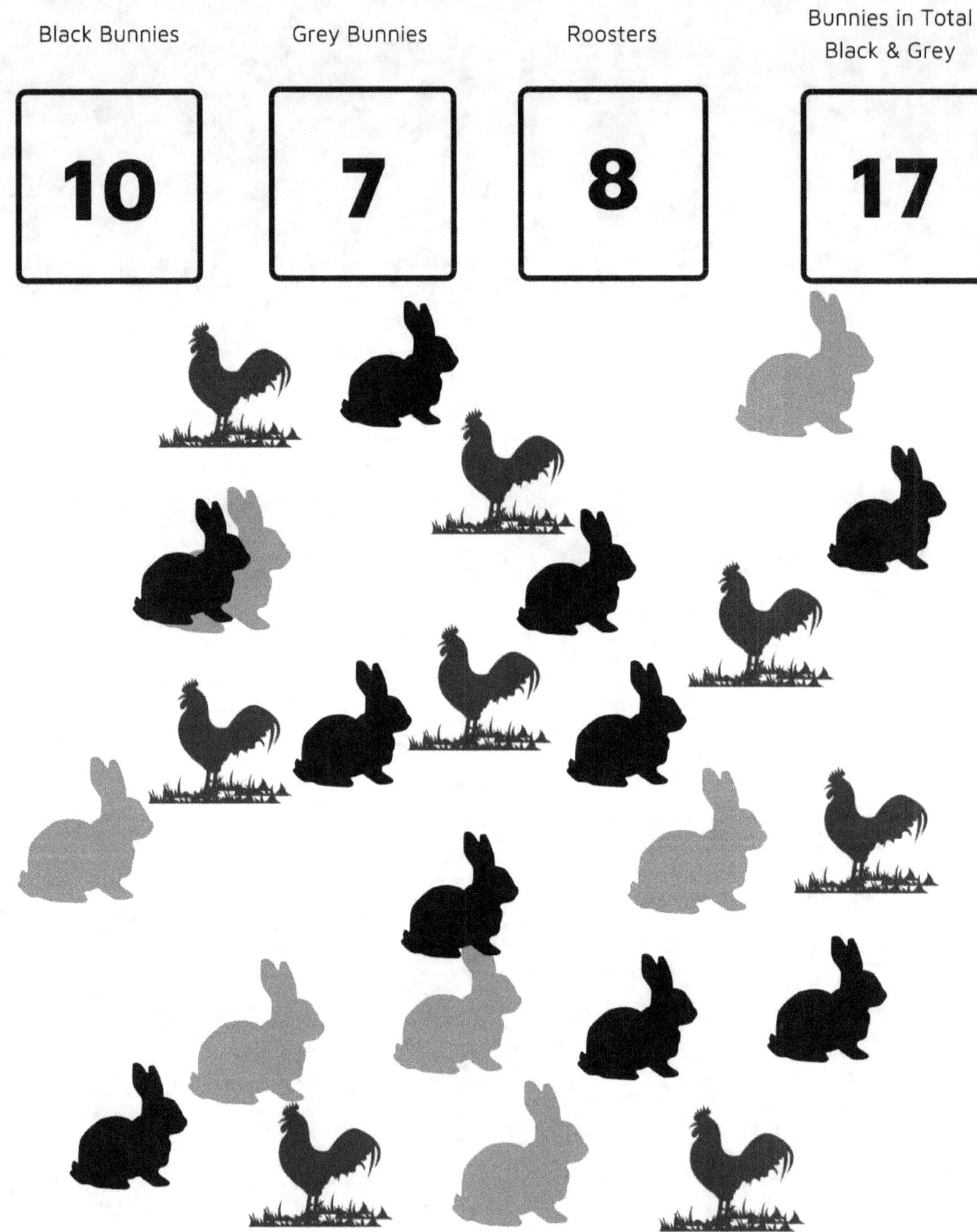

MATHS 1 (Solution)

5 x 3 = 15	4 + 4 = 8	1 x 1 = 1
7 + 6 = 13	7 ÷ 7 = 1	3 x 5 = 15
2 ÷ 2 = 1	5 + 4 = 9	8 - 4 = 4
1 x 4 = 4	8 - 1 = 7	6 x 5 = 30
6 ÷ 3 = 2	2 x 3 = 6	2 + 5 = 7
5 x 5 = 25	6 x 2 = 12	4 + 3 = 7
3 - 2 = 1	8 - 2 = 6	6 - 1 = 5

MATHS 2 (Solution)

67 x 47 = 3149	97 - 87 = 10	74 x 52 = 3848
31 - 15 = 16	22 ÷ 2 = 11	52 ÷ 2 = 26
33 + 93 = 126	79 - 77 = 2	45 - 15 = 30
70 ÷ 5 = 14	23 ÷ 1 = 23	82 x 37 = 3034
63 ÷ 7 = 9	60 - 59 = 1	13 + 91 = 104
70 ÷ 5 = 14	66 x 17 = 1122	68 - 29 = 39
81 ÷ 3 = 27	17 ÷ 1 = 17	34 ÷ 2 = 17

Down

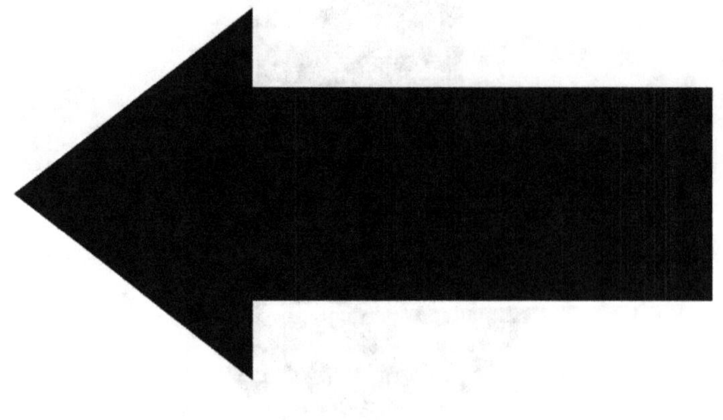

Left

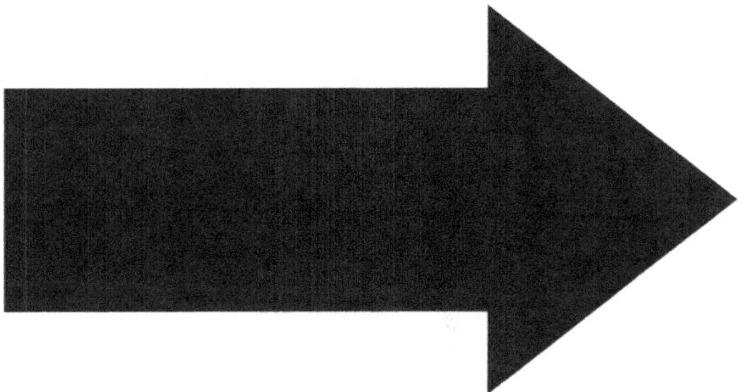

Right

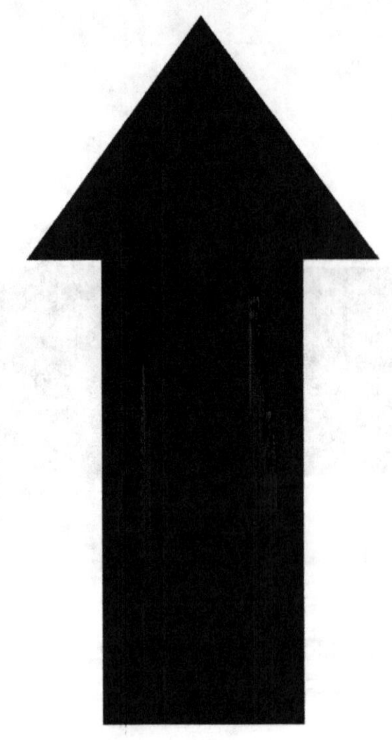

Up

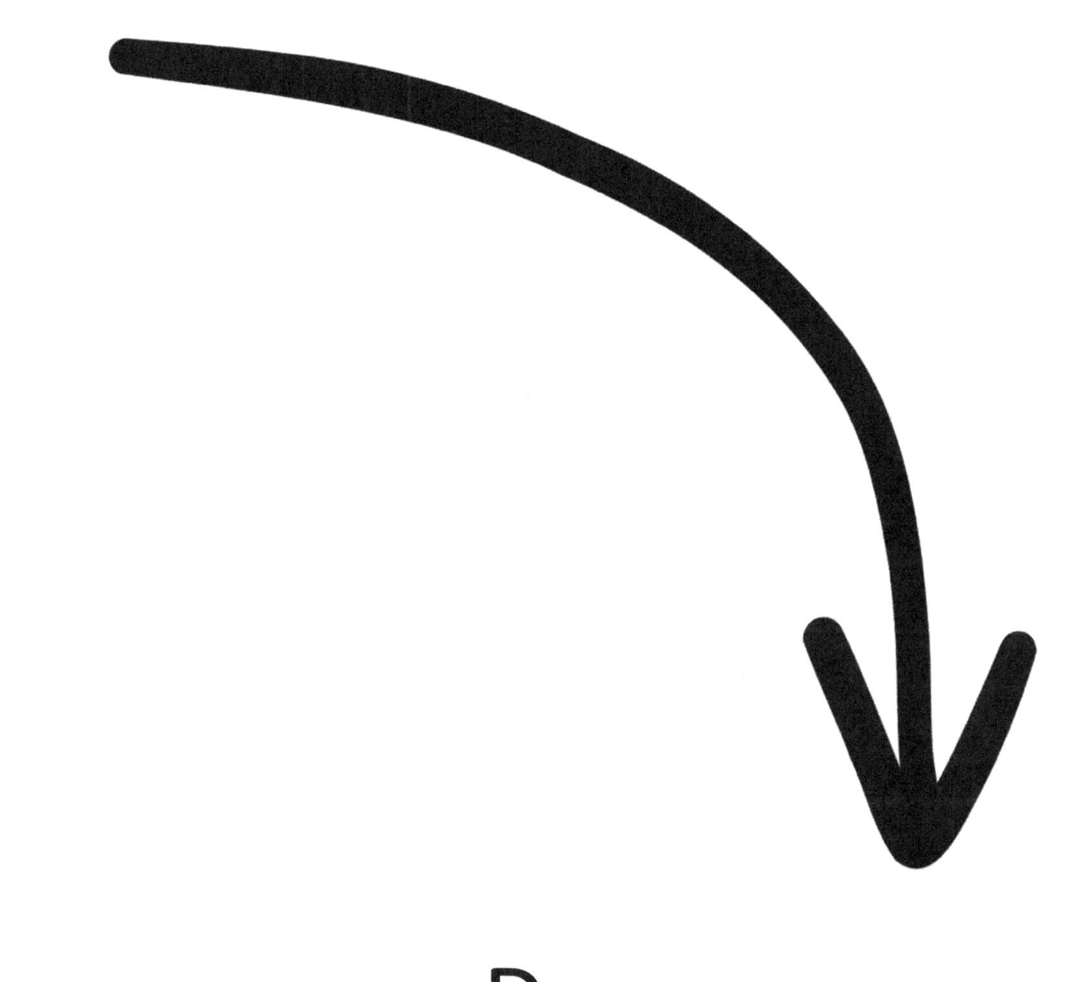

Down

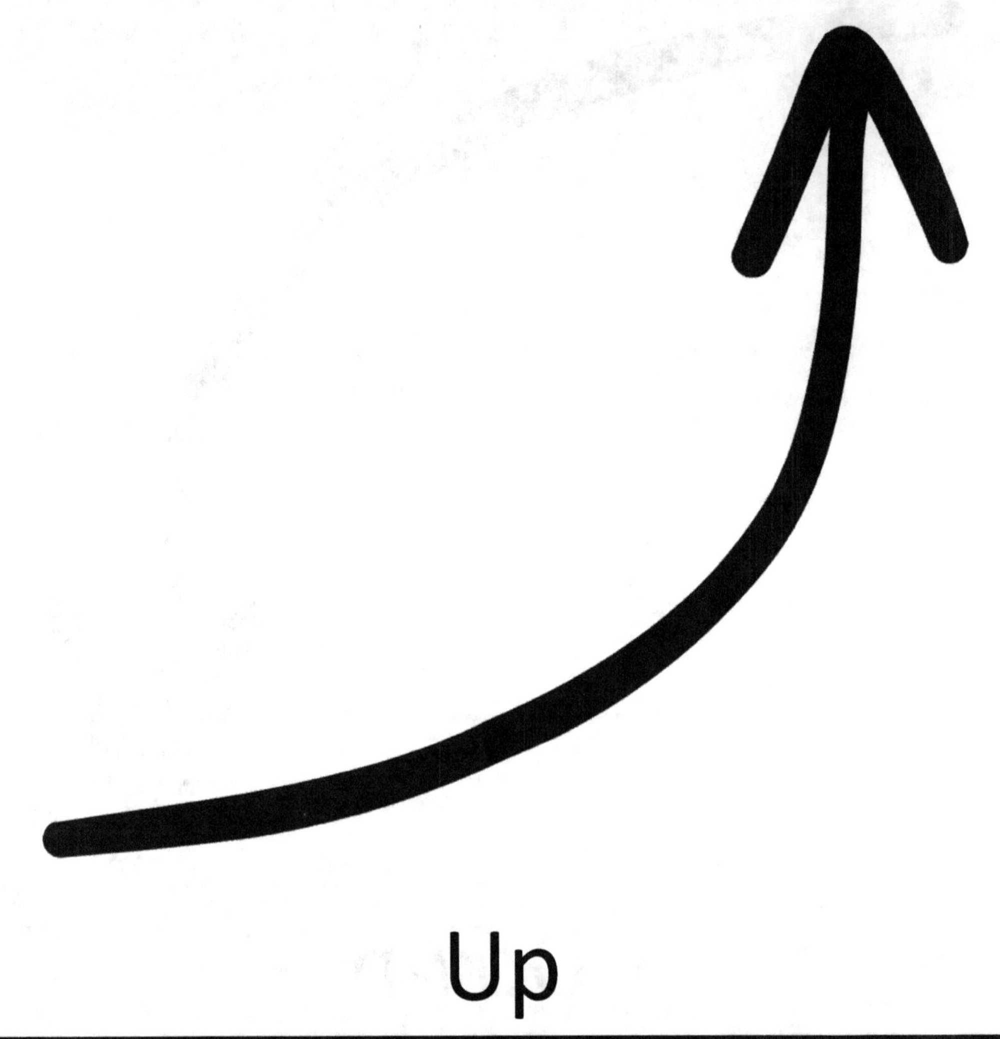

Up

Memory 1

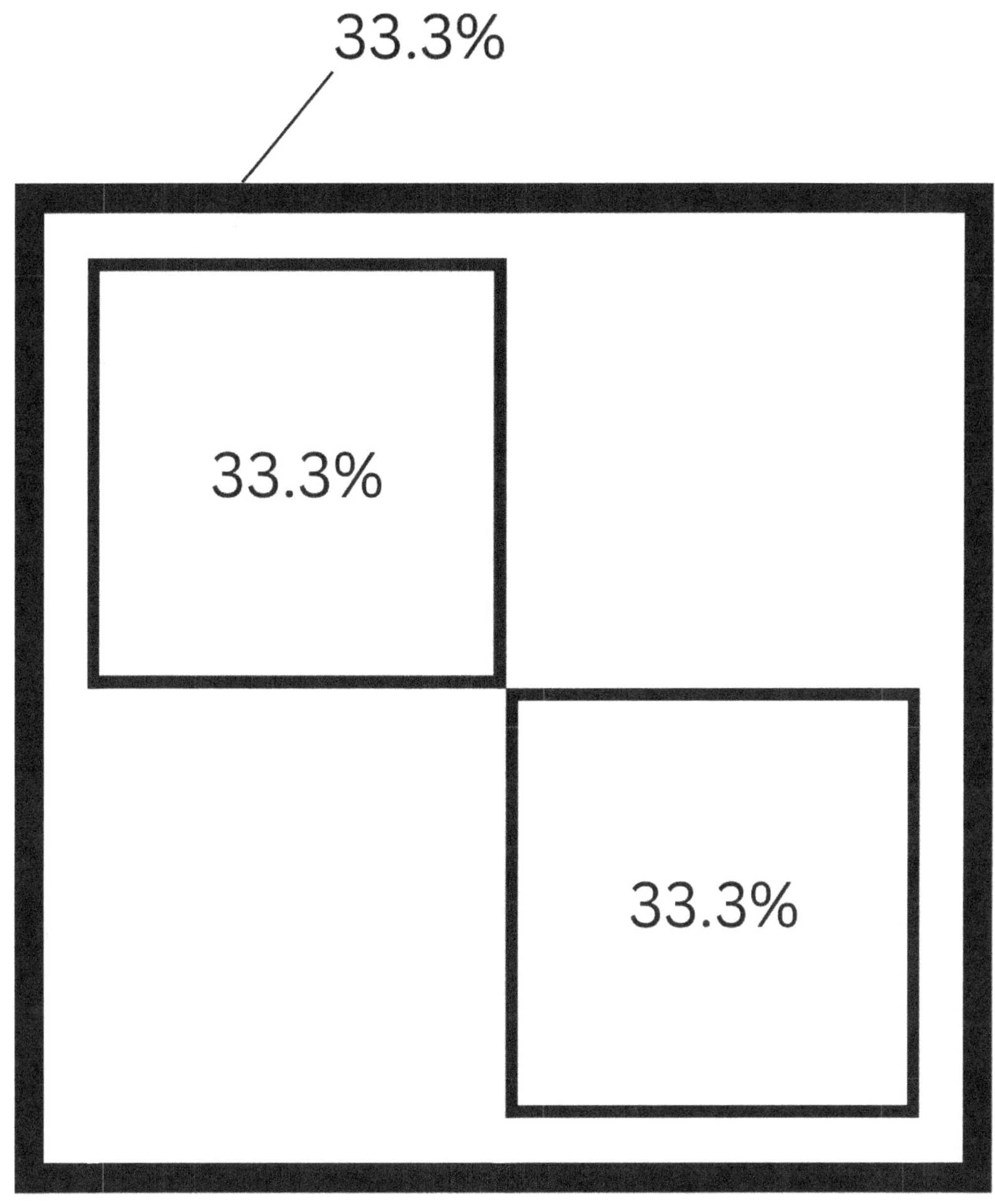

Memory 2

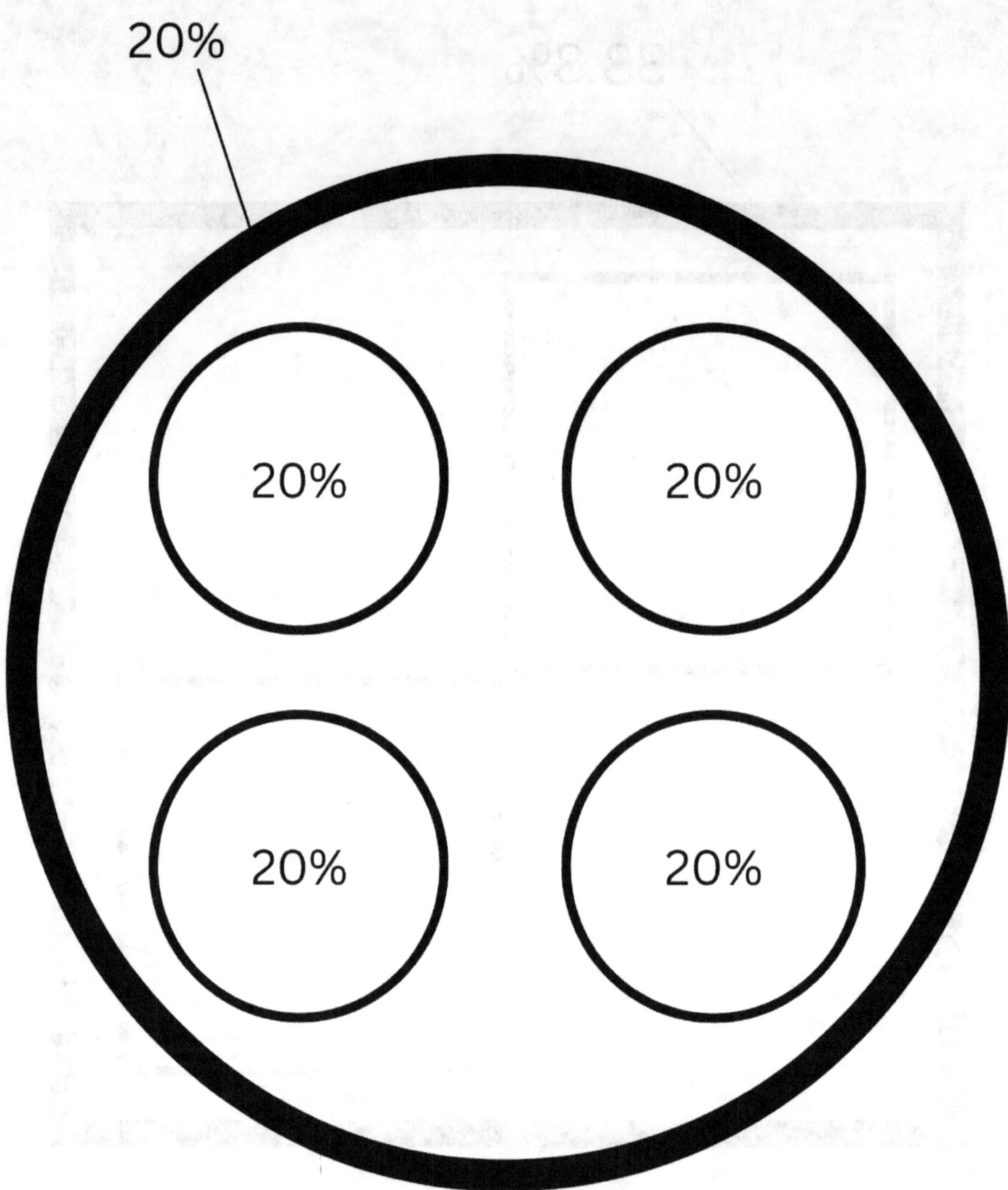

Memory 3

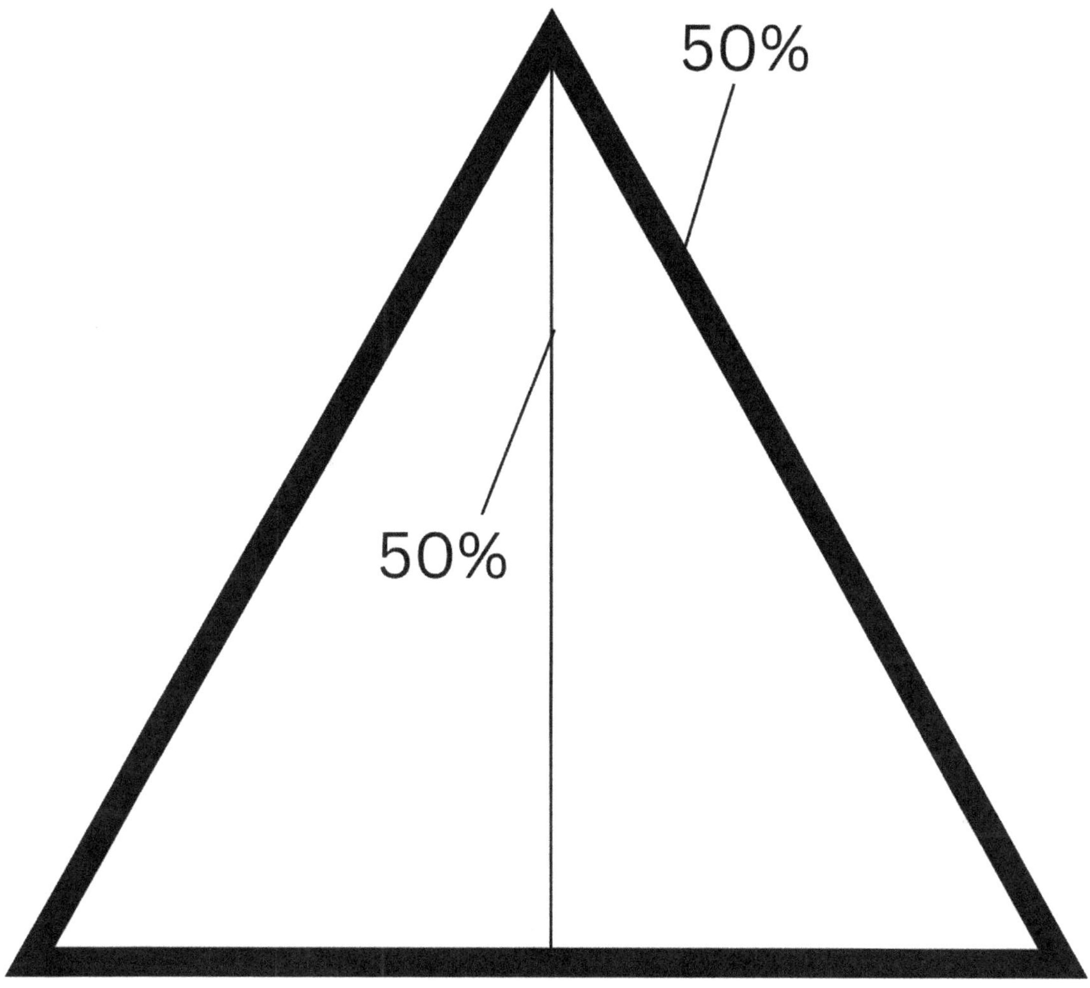

Memory 4

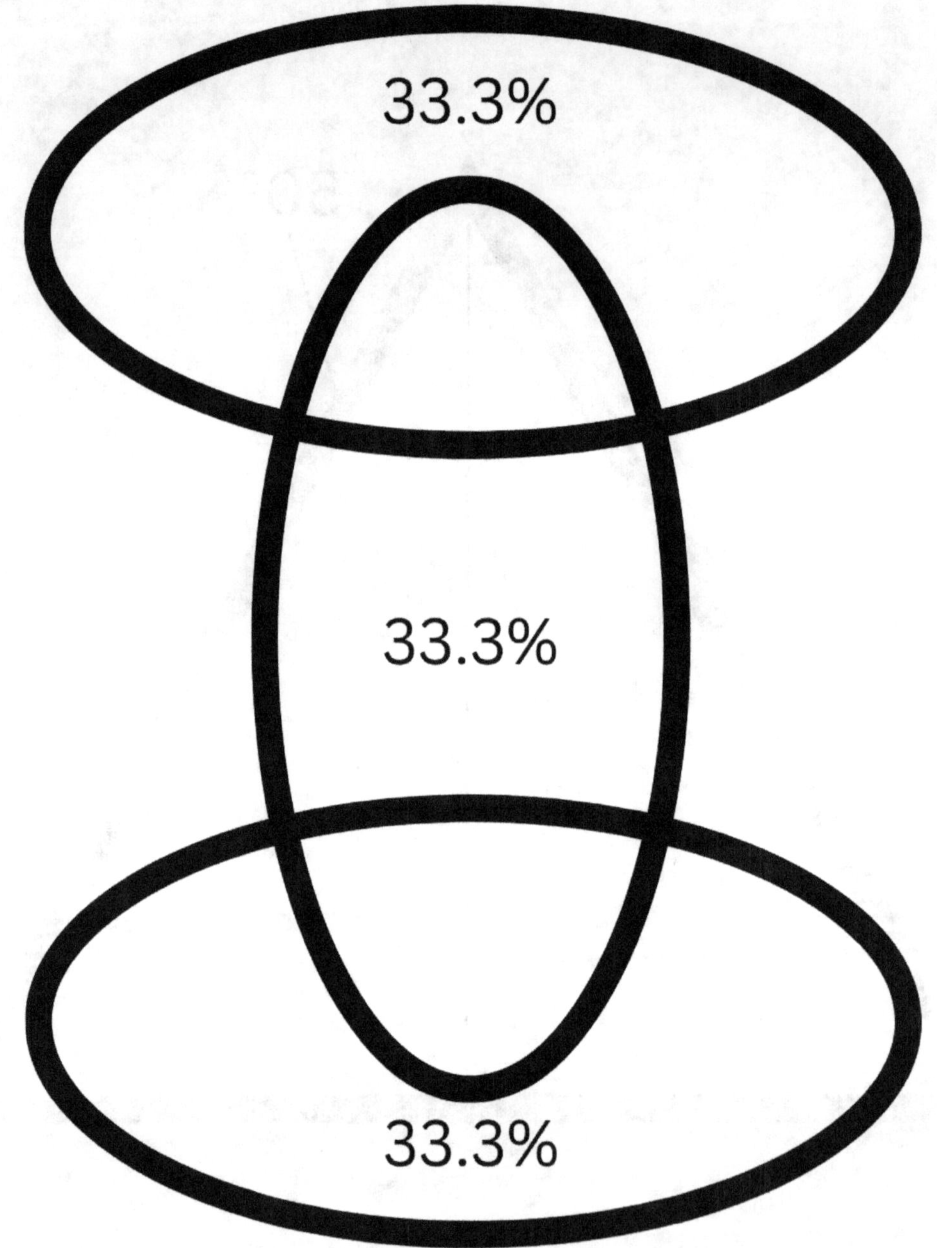

Memory 5

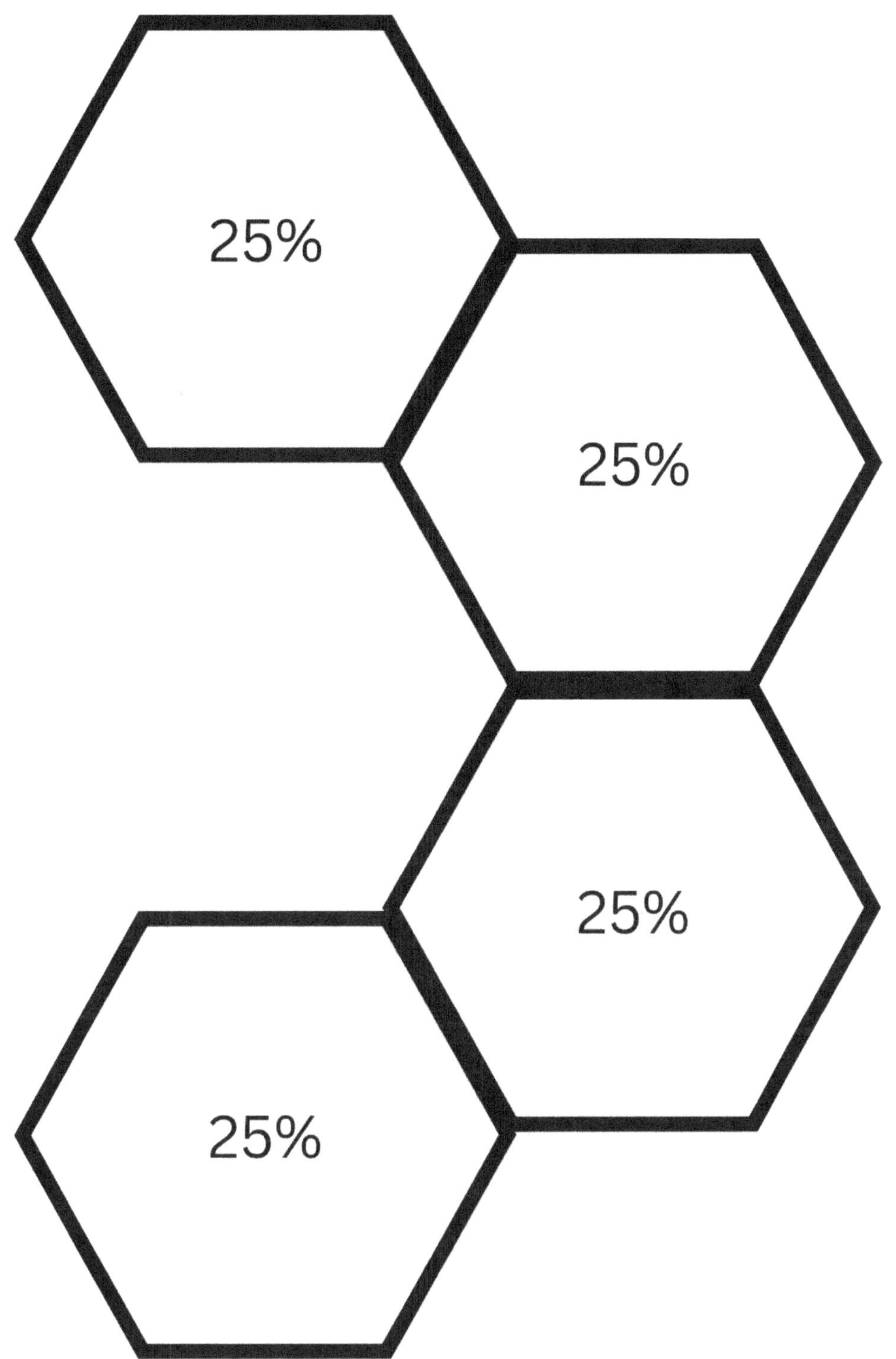

Memory 6

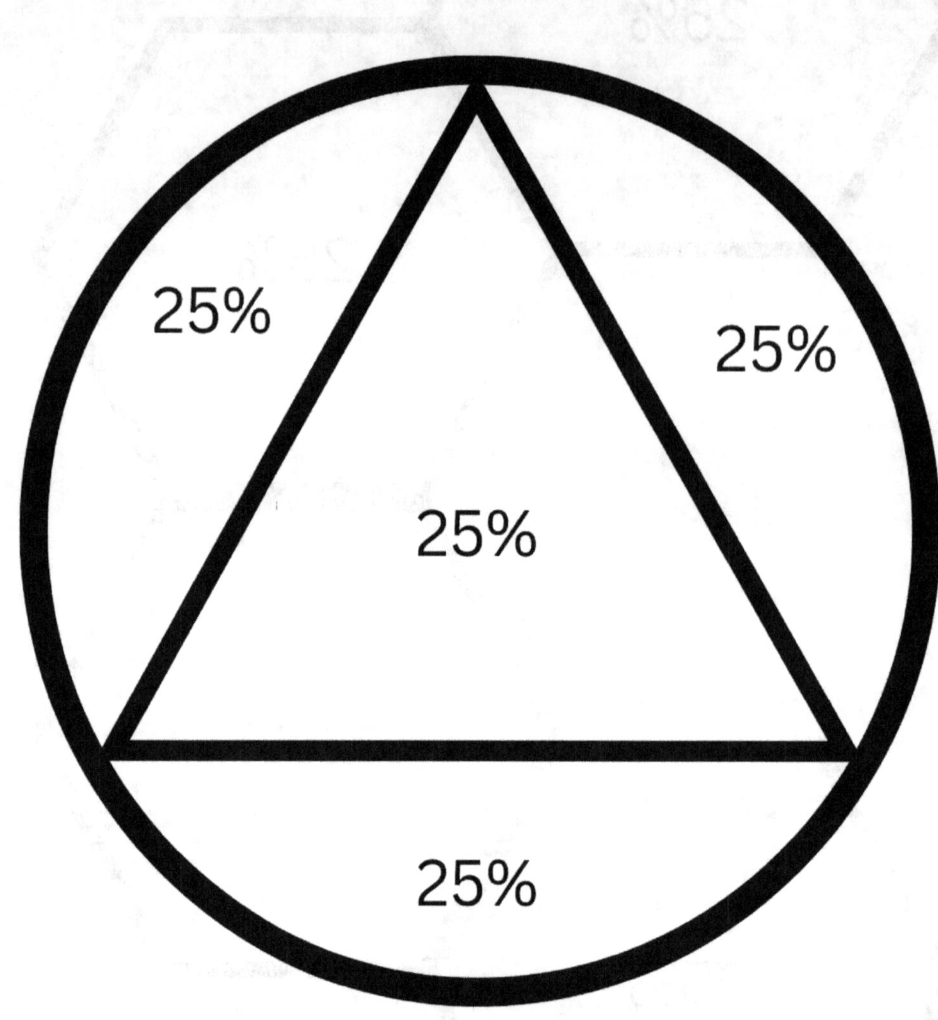

Memory 7

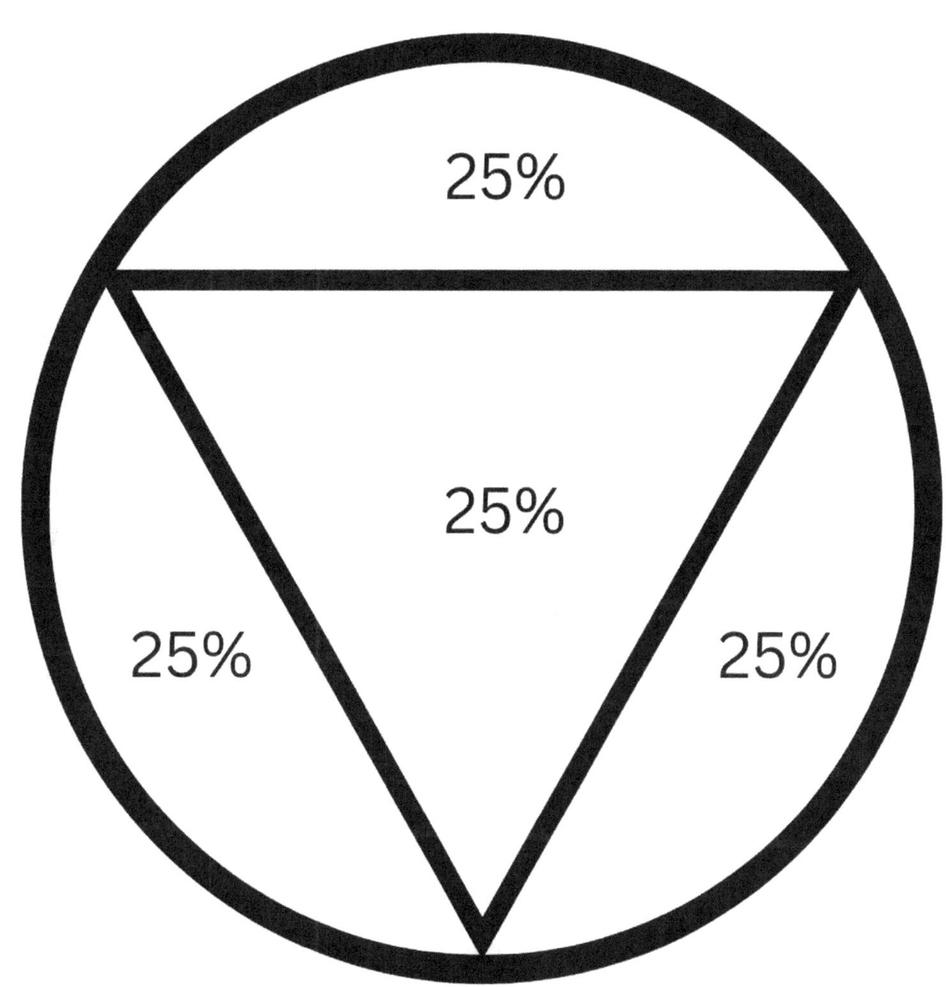

Memory 8

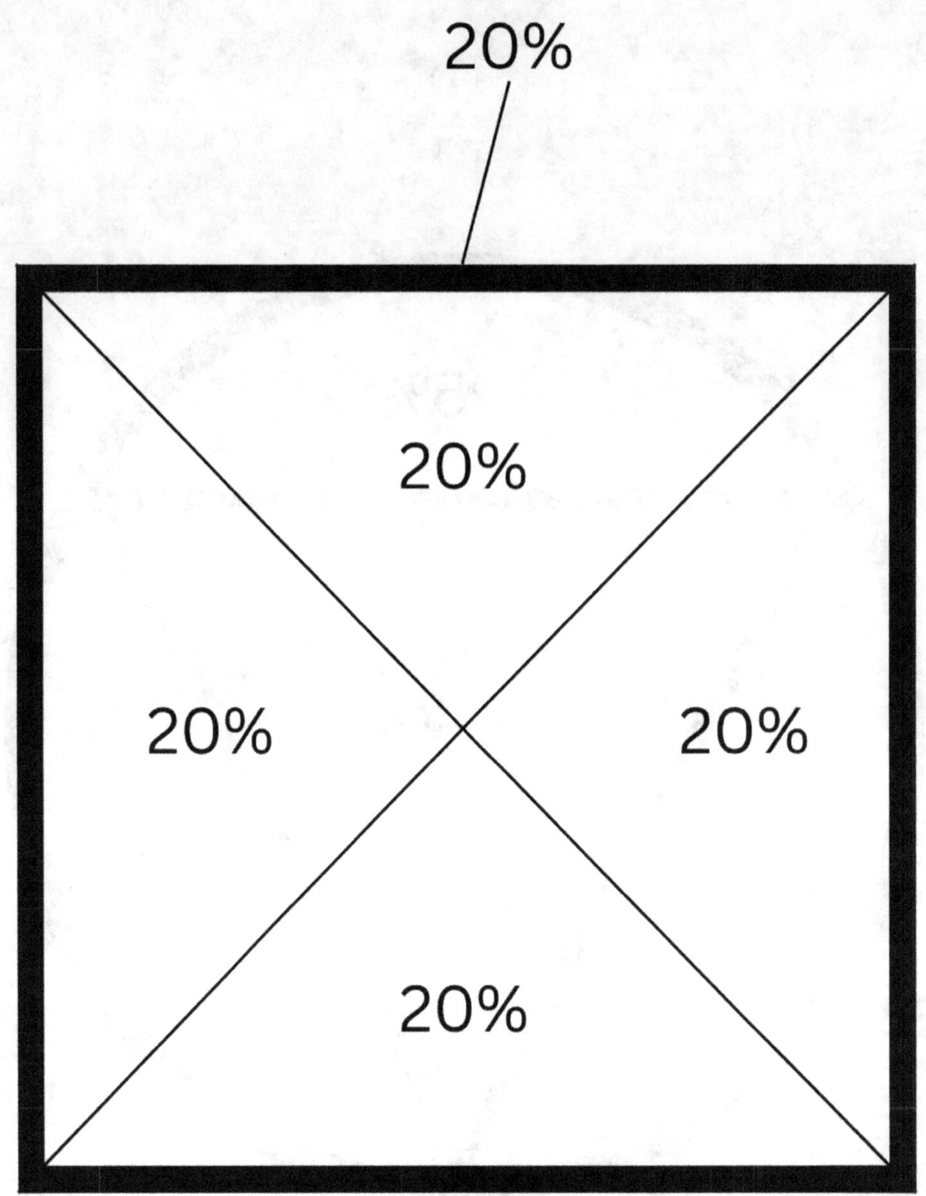

Memory 9

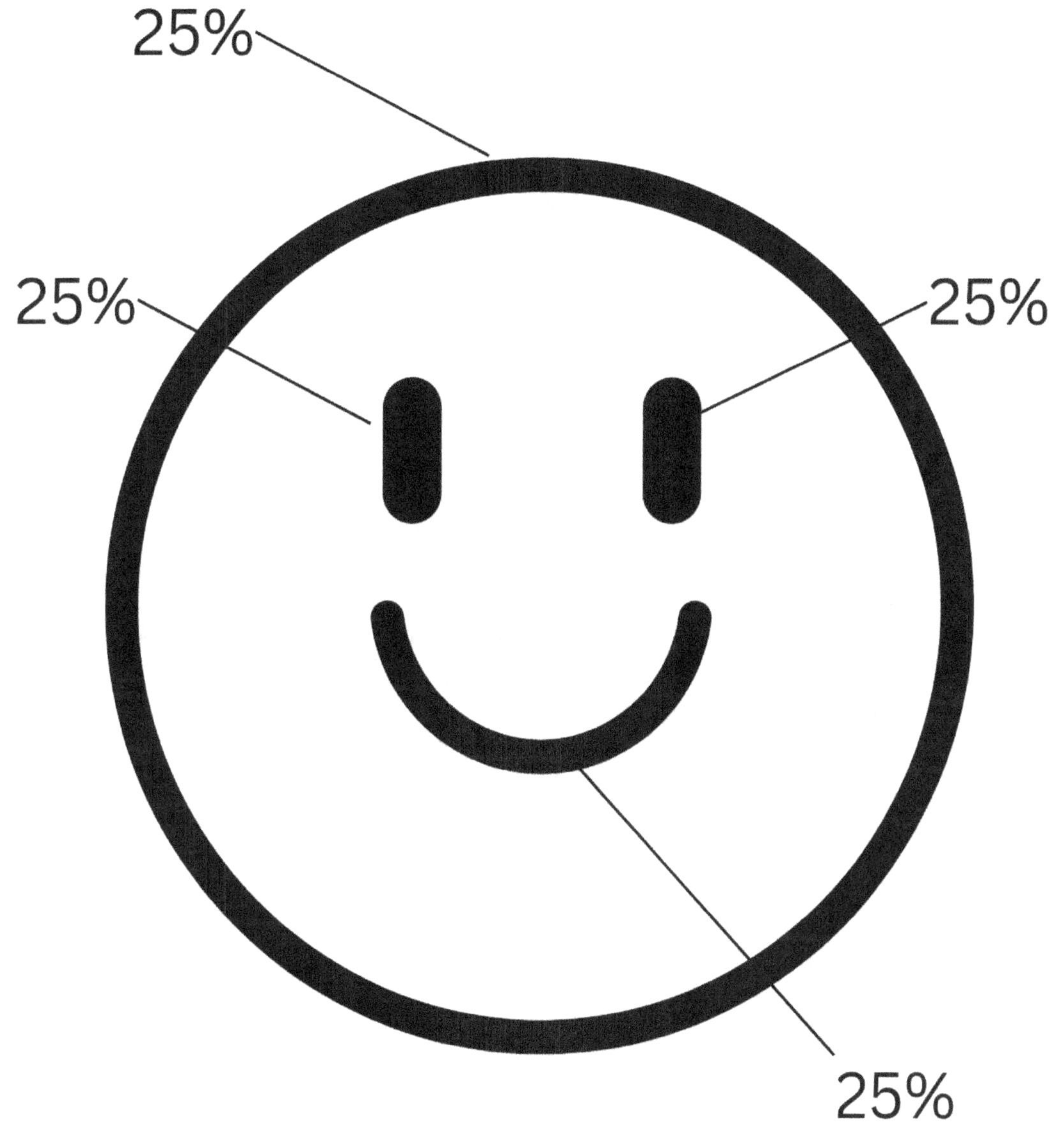

Memory 10

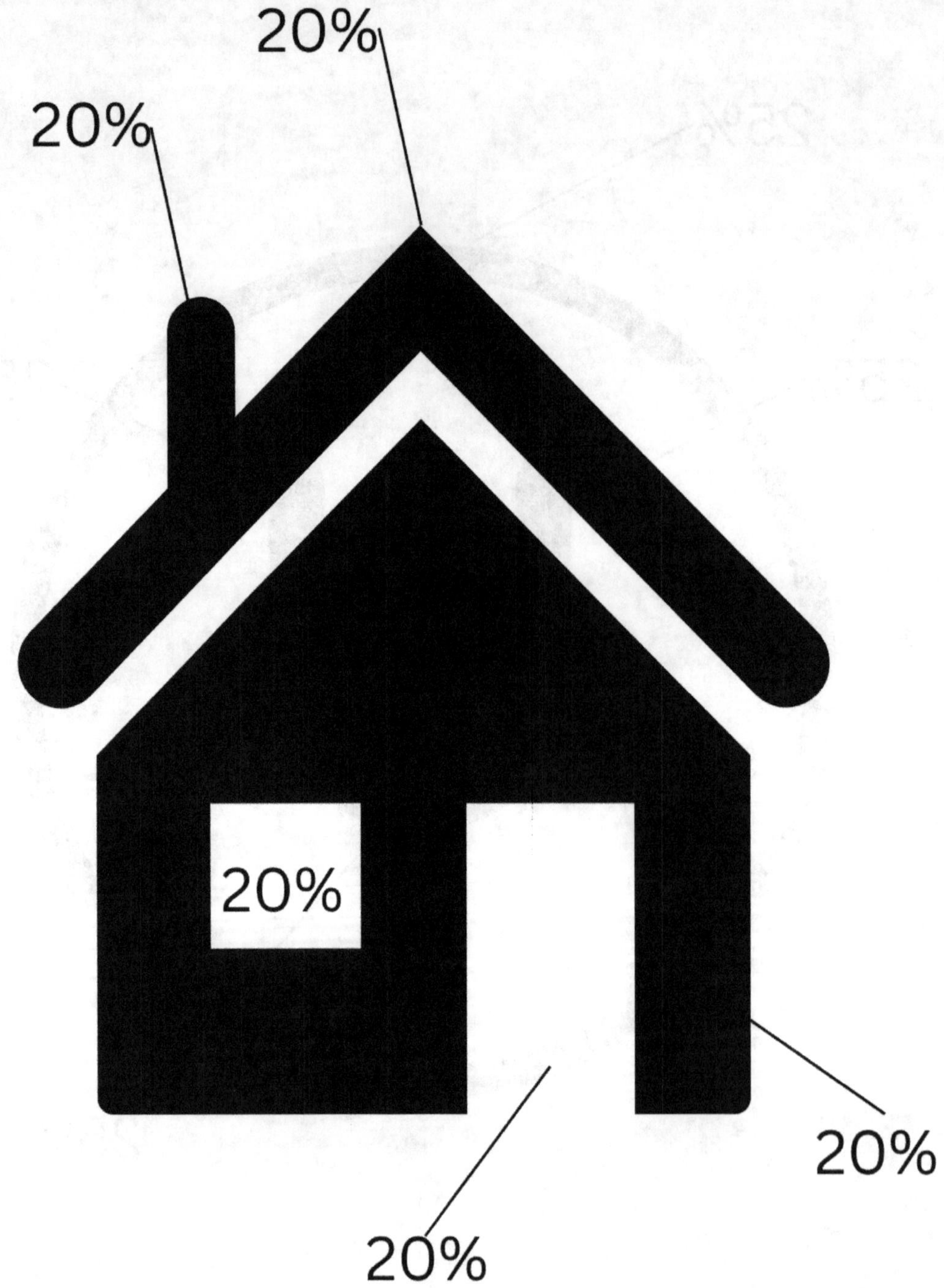

Memory 11

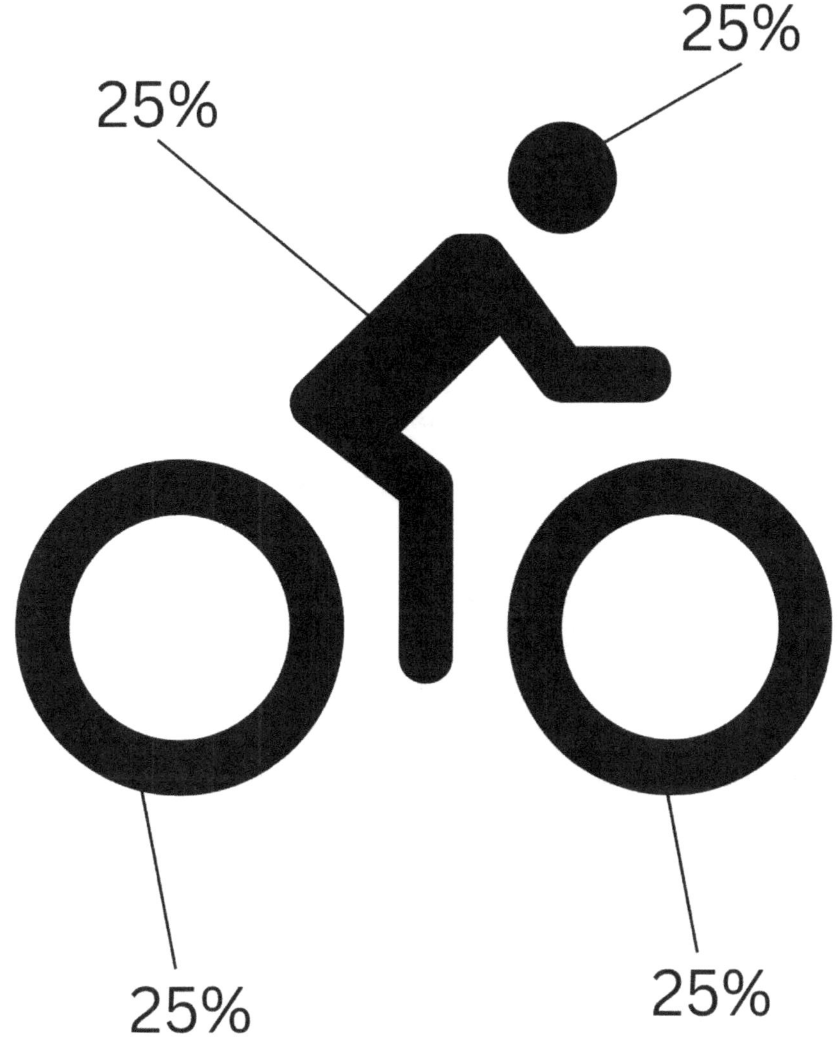

3 Cubes

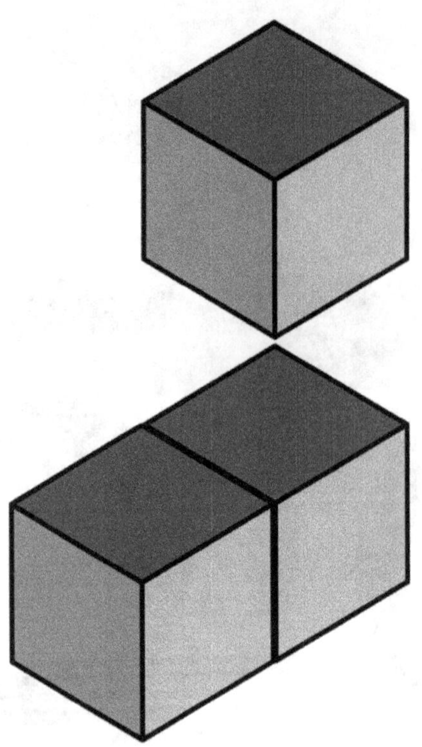

Count the cubes Solution 2

4 Cubes

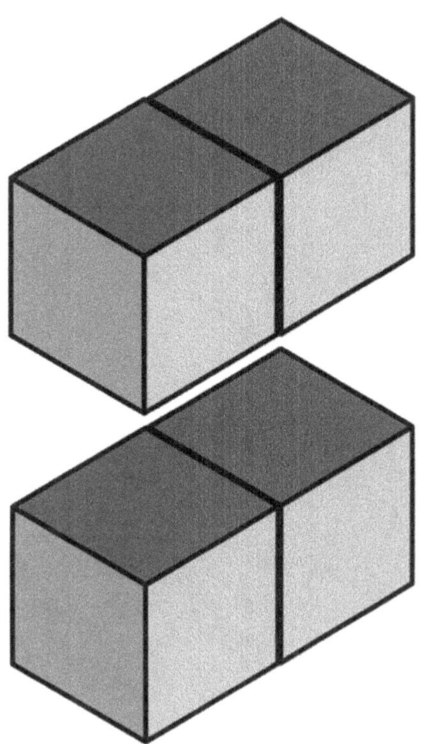

Count the cubes Solution 3

5 Cubes

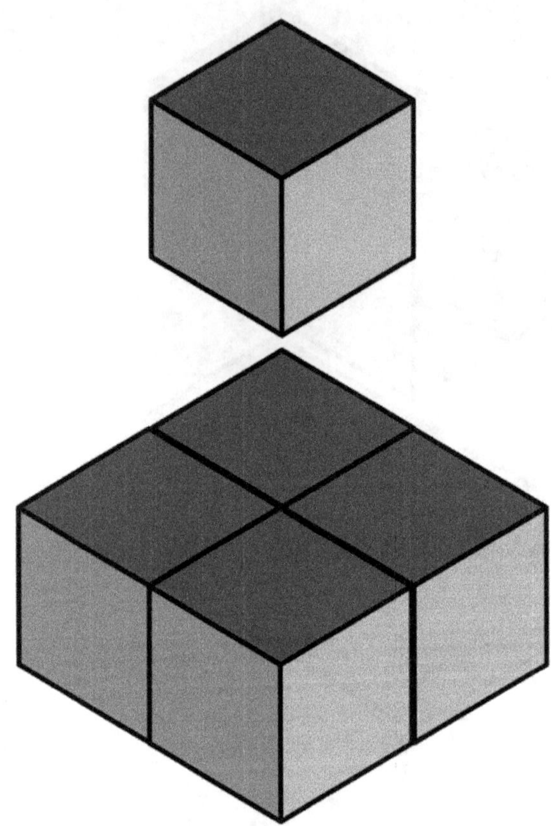

Count the cubes Solution 4

6 Cubes

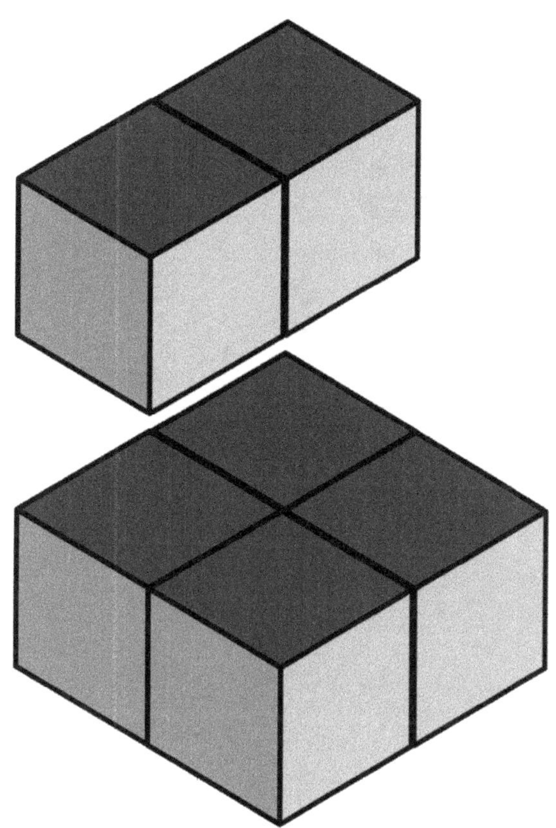

Count the cubes Solution 5

7 Cubes

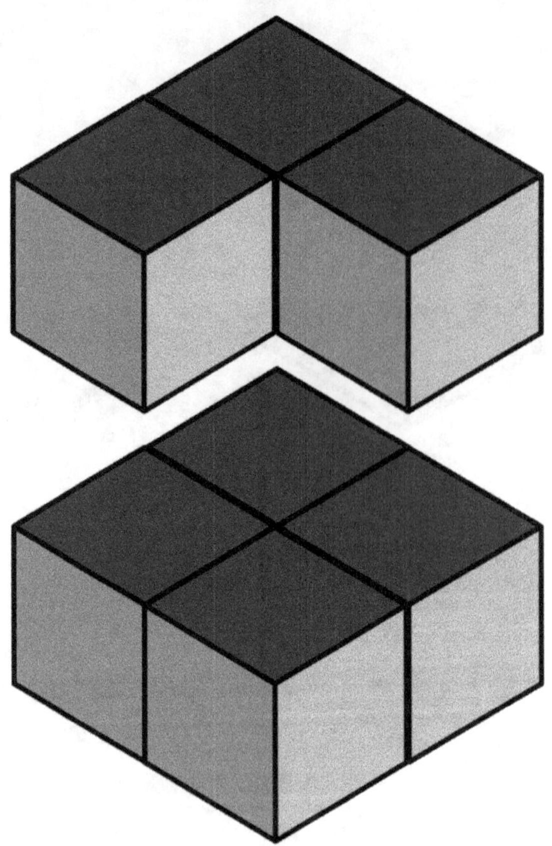

Count the cubes Solution 6

8 Cubes

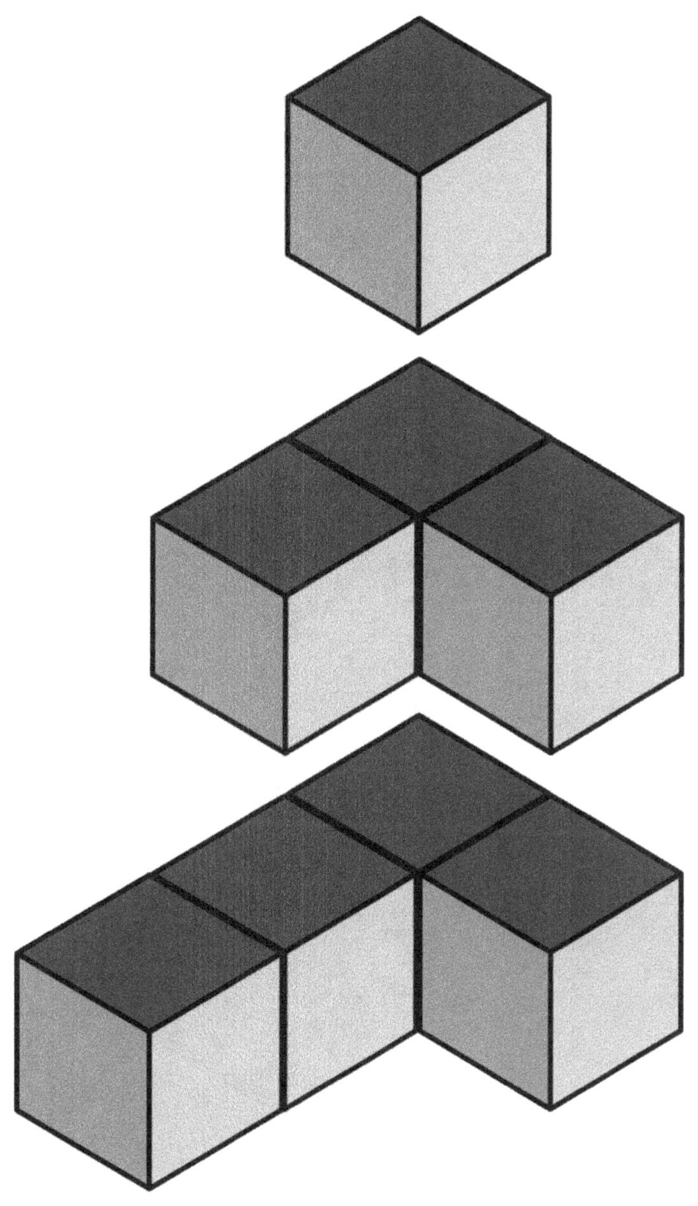

Count the cubes Solution 7

9 Cubes

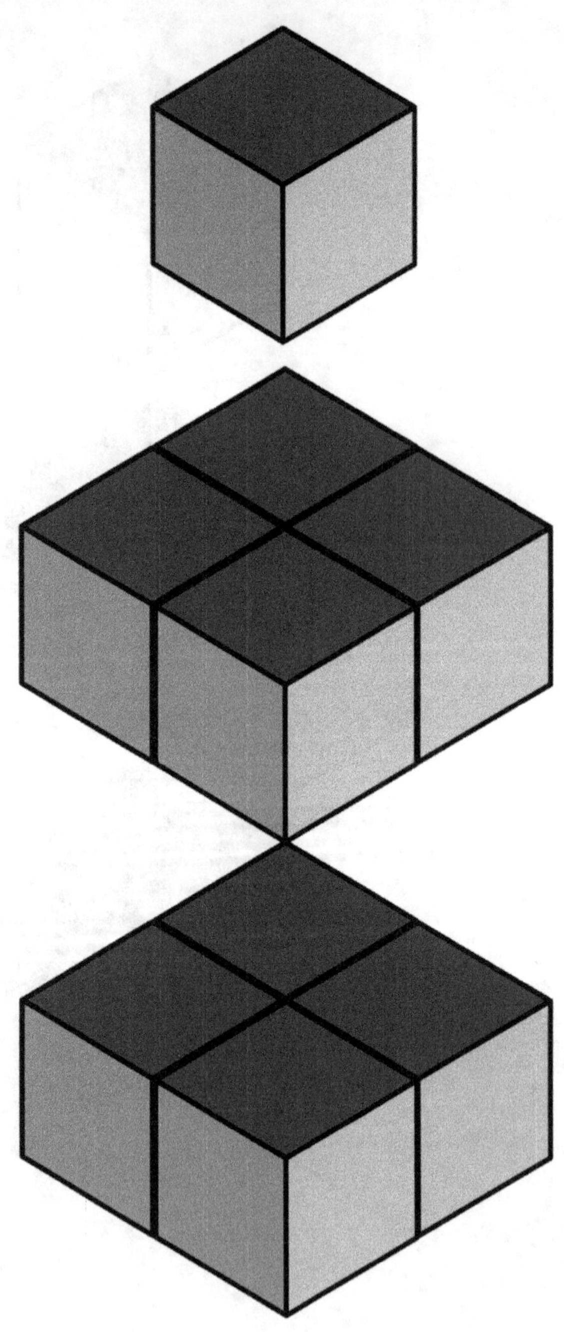

Count the cubes Solution 8

10 Cubes

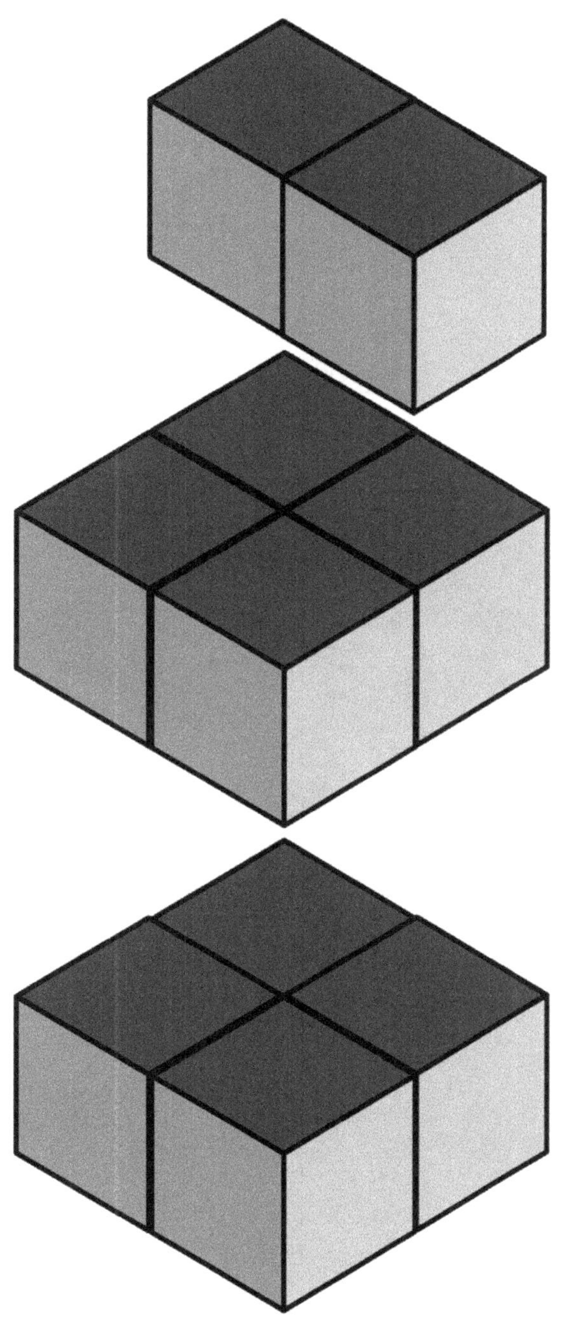

Count the cubes Solution 9

5 Cubes

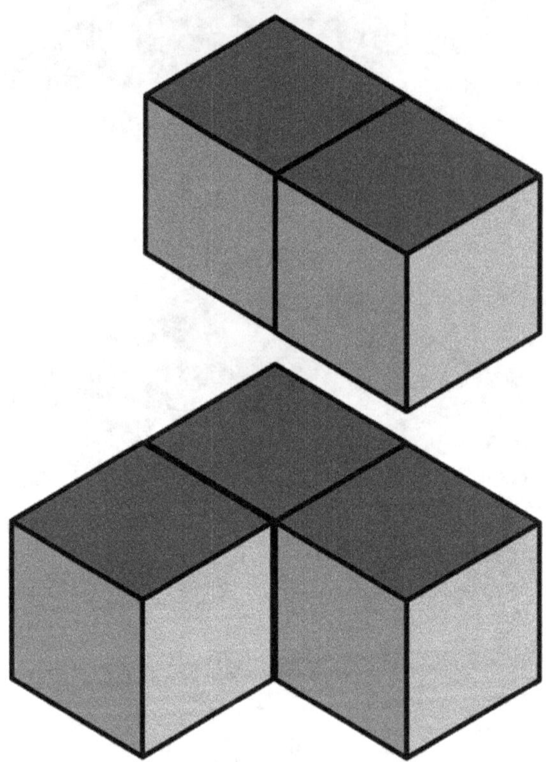

Count the cubes Solution 10

6 Cubes

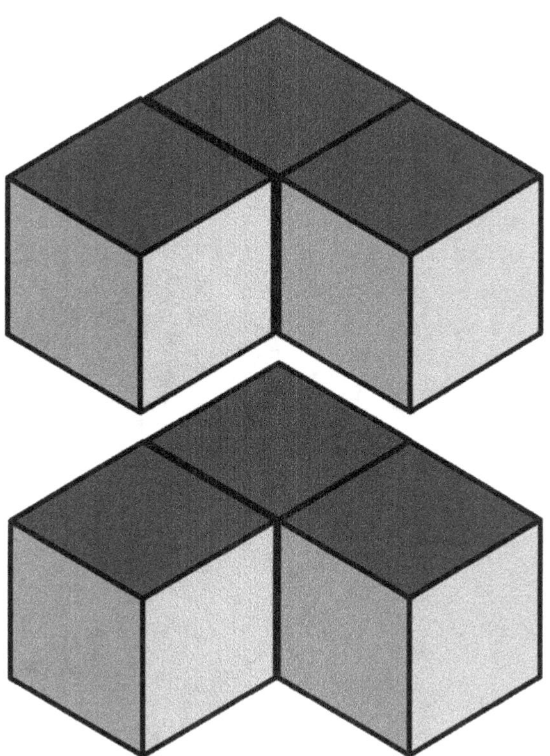

Count the cubes Solution 11

6 Cubes

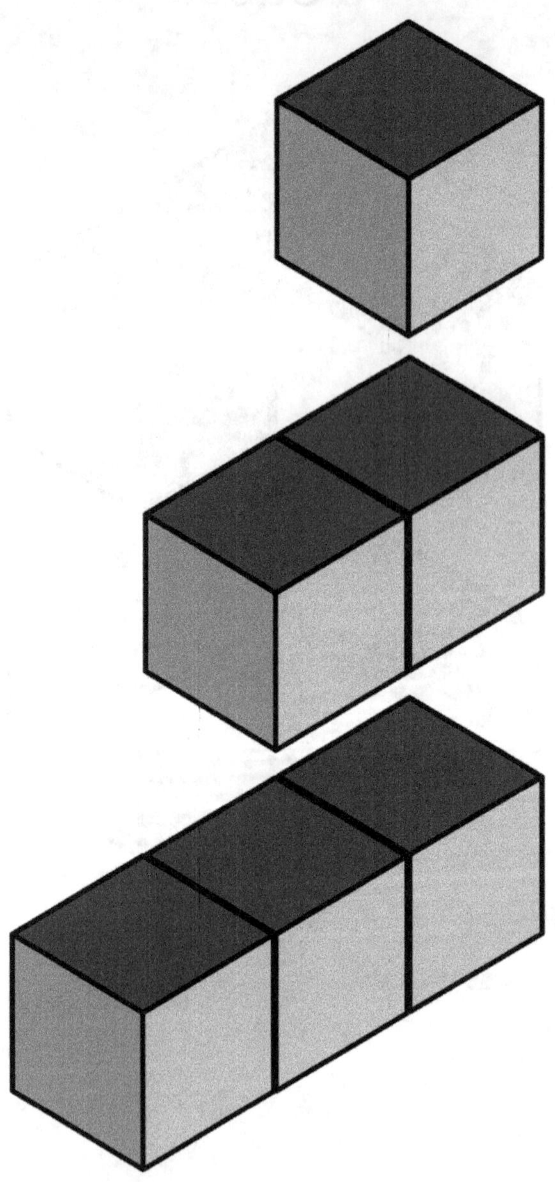

Count the cubes Solution 12

7 Cubes

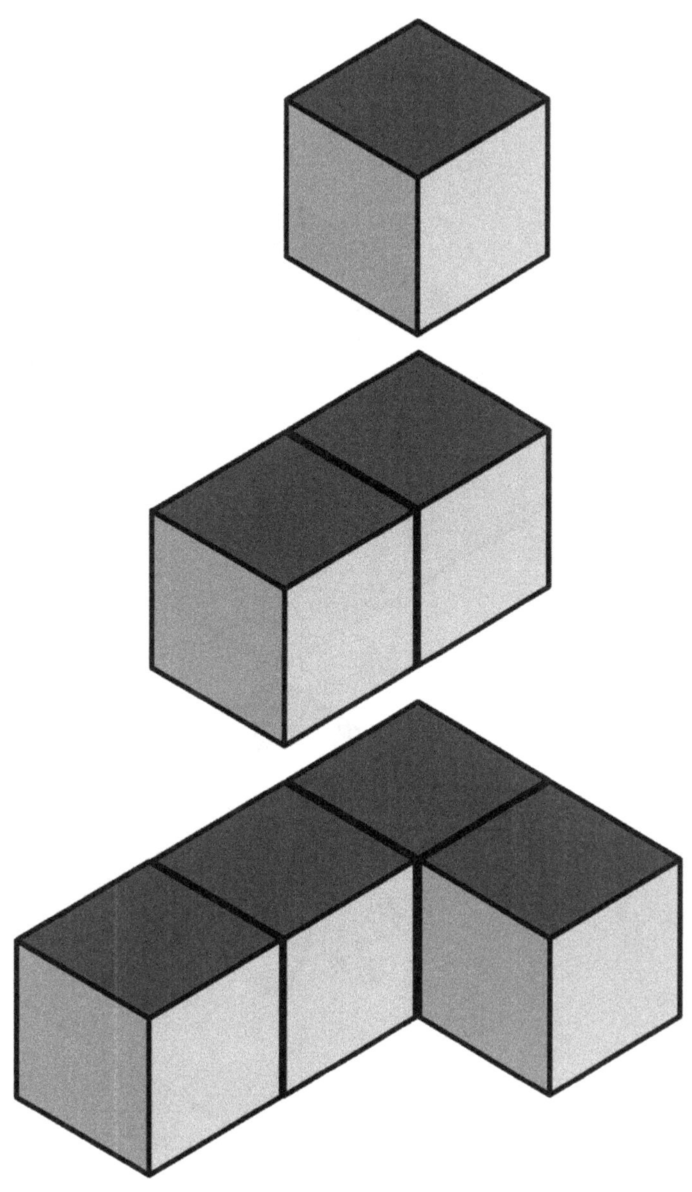

Count the cubes Solution 13

8 Cubes

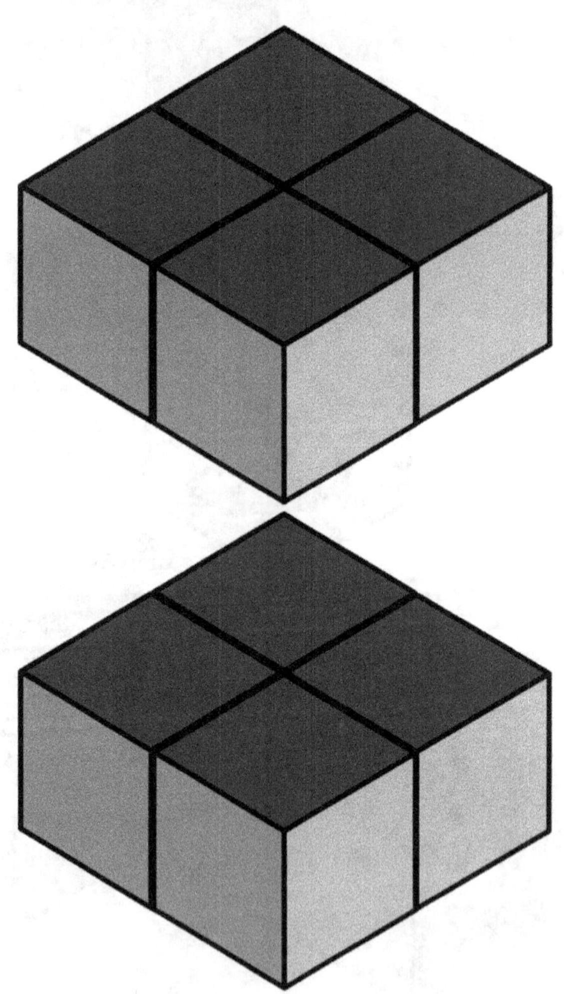

3 LETTER WORDSEARCH (Solution)

k	t	s	h	b	t	o	y	g	b	d	g
r	p	w	t	o	r	n	n	o	a	f	i
d	i	g	n	o	s	p	b	e	j	t	p
v	s	k	b	r	a	j	o	i	t	t	r
v	p	a	l	m	x	s	a	t	o	k	m
d	d	w	x	a	y	k	k	i	k	q	w
e	w	f	a	m	p	p	q	e	e	j	x
f	b	u	h	r	r	n	p	o	i	n	b
b	o	y	x	w	s	a	b	m	e	q	k
l	t	d	l	o	a	h	x	t	i	m	i
p	b	u	a	u	e	e	r	a	e	a	d
r	g	g	o	l	b	x	s	p	k	g	w

arm	gam	log	pig	tag
bad	hub	map	rot	ten
bob	imp	oak	sea	tie
boy	kid	old	sip	tok
ear	lap	one	son	war

3 LETTER WORDSEARCH - 2 (Solution)

f	y	n	m	c	o	d	m	j	s	o	s
e	h	m	c	g	t	v	e	i	l	f	o
z	y	e	u	u	a	y	s	w	d	w	d
n	u	w	s	i	r	k	w	t	w	w	j
v	g	a	v	m	o	s	e	a	y	a	j
x	y	a	b	x	r	w	f	h	p	s	o
b	i	e	m	f	e	t	t	b	u	o	g
y	w	i	c	e	d	g	r	k	n	i	w
w	u	w	e	t	k	w	u	g	q	d	k
e	r	a	j	p	e	b	l	d	p	p	e
s	t	k	r	y	d	u	d	o	u	r	a
y	u	m	q	e	x	c	d	l	j	m	v

bew	dug	ice	ore	sky
cod	era	ink	our	sod
cur	few	jog	saw	via
dim	fez	mag	say	wet
due	hat	mew	sew	yum

3 LETTER WORDSEARCH - 3 (Solution)

v	n	m	a	d	t	u	b	a	t	a	e
y	o	m	e	i	p	k	n	b	t	d	s
m	v	p	h	e	k	k	y	e	u	n	e
w	f	h	r	e	e	x	o	p	s	g	e
t	a	m	e	w	b	r	a	w	x	f	h
t	b	r	o	x	t	o	o	x	t	o	e
t	i	g	b	w	l	i	x	h	q	g	s
i	d	o	u	t	r	x	h	f	g	k	t
f	k	d	c	e	u	i	d	a	y	p	e
l	u	b	p	e	s	t	n	a	i	v	k
s	r	n	v	l	g	n	c	l	l	k	v
d	a	s	p	u	p	y	y	r	w	m	a

ant	die	fit	mom	sad
bid	dog	fog	mow	see
bra	eat	his	per	too
but	eek	lip	pox	two
cub	egg	mat	raw	wry

3 LETTER WORDSEARCH - 4 (Solution)

b	c	a	t	r	b	n	h	e	y	j	r
k	h	e	i	g	m	n	i	e	i	p	i
j	u	f	f	h	u	h	c	s	u	i	p
b	g	x	u	g	e	t	f	a	r	n	k
v	q	h	a	n	e	h	d	x	s	n	g
l	g	t	r	s	s	o	x	a	a	q	b
t	o	x	q	i	t	k	c	f	k	u	u
n	h	v	d	p	a	e	d	y	s	h	q
j	f	b	o	j	a	y	o	t	o	l	l
h	v	a	a	k	h	t	n	e	g	n	y
i	g	m	j	r	i	o	g	u	p	h	g
a	j	p	t	e	y	o	s	k	b	a	j

air	fan	hey	key	pat
bus	far	hug	lot	pie
cat	fir	huh	nod	pug
dot	gnu	jab	not	sin
etc	gun	jam	oik	yet

4 LETTER WORDSEARCH (Solution)

c	p	n	h	w	e	a	r	l	b	t	j
s	s	y	e	b	o	h	p	i	o	w	m
i	a	w	o	y	j	e	n	m	p	i	a
c	r	l	a	c	e	t	w	i	g	n	e
k	s	u	h	k	k	k	l	d	f	q	r
n	t	r	r	e	k	s	n	w	a	l	a
o	y	y	e	a	l	l	t	a	d	a	t
h	s	i	d	l	j	p	a	a	u	v	o
b	u	n	t	l	y	a	x	e	f	b	y
b	e	n	i	n	m	d	x	h	h	m	s
d	n	a	s	o	k	p	m	a	c	o	r
p	e	v	i	h	a	a	t	g	t	c	e

ajar	comb	keep	ream	slob
auto	dish	lawn	rely	tada
bint	heal	nine	sand	toys
bunt	help	obey	sick	twin
camp	hive	rasp	slip	wear

4 LETTER WORDSEARCH - 2 (Solution)

t	o	p	s	m	f	k	p	f	w	n	u
m	g	d	e	e	v	e	i	l	i	l	h
e	o	u	l	g	q	o	i	e	n	r	i
a	a	c	a	a	t	b	n	v	g	i	r
n	l	k	k	b	s	a	o	e	d	a	e
p	l	i	x	e	o	t	o	n	t	k	r
v	e	s	r	t	h	h	n	e	y	t	s
p	u	u	o	i	j	l	o	o	t	s	t
k	b	c	o	c	r	a	b	k	g	b	o
y	r	h	m	e	t	u	c	c	n	t	o
o	e	t	e	h	e	a	t	e	u	x	r
d	v	q	v	t	l	e	f	p	l	u	c

bath	erst	host	moor	such
cite	even	kale	noon	tool
crab	felt	lung	peck	veil
cute	goal	mean	rate	verb
duck	heat	mega	spot	wing

4 LETTER WORDSEARCH - 3 (Solution)

d	j	x	t	l	l	u	m	t	t	i	m
g	q	r	h	t	o	c	s	i	r	i	m
b	i	u	h	t	r	a	e	h	v	l	c
p	n	e	i	b	t	e	b	r	o	w	l
t	n	m	x	a	o	q	e	i	x	a	j
i	o	i	o	b	y	n	n	b	t	b	c
v	c	g	v	r	t	k	k	n	n	o	k
e	s	o	r	a	e	m	e	e	l	e	l
y	a	r	x	n	r	p	s	a	l	t	l
k	n	a	b	y	m	t	c	a	s	y	i
a	k	c	i	t	b	l	g	f	k	i	p
s	u	h	t	y	s	k	i	n	n	o	q

bank	gale	mitt	pill	thus
bawl	goat	mull	rose	tick
bonk	hear	nest	skin	tree
bran	hunt	oink	term	trip
cola	iris	omit	then	xray

4 LETTER WORDSEARCH - 4 (Solution)

e	p	r	a	p	t	g	x	j	n	a	v
a	s	i	v	s	n	s	m	a	r	t	m
t	b	f	a	y	y	b	a	b	e	w	e
c	s	e	h	b	a	s	k	i	k	a	l
u	e	d	o	c	w	e	m	a	l	r	t
a	g	o	t	k	n	i	s	t	o	d	x
u	e	v	n	l	i	a	r	t	k	r	q
l	a	c	r	e	u	m	r	d	s	a	n
l	s	r	d	d	t	o	e	w	a	r	e
i	e	k	e	f	s	a	a	l	m	e	r
w	g	v	b	a	i	y	h	x	t	j	w
d	r	a	g	a	u	f	d	n	i	m	m

area	draw	mask	rail	toga
baby	ease	melt	rare	tram
bask	east	melt	sink	visa
code	hate	mind	sort	will
drag	lame	parp	sway	wren

5 LETTER WORDSEARCH (Solution)

p	r	i	z	e	m	e	x	e	b	i	e	k	t
l	l	y	t	q	s	t	a	g	e	q	f	v	s
h	l	e	b	b	n	a	e	l	b	a	t	n	i
c	t	t	u	r	g	r	a	t	t	y	d	a	r
i	t	h	o	o	e	m	p	t	y	t	r	o	w
h	r	g	d	o	k	m	a	d	e	p	t	r	c
w	i	i	o	d	x	v	a	i	r	r	s	g	f
q	c	m	q	d	o	s	h	i	e	p	t	f	w
y	k	e	f	y	l	i	a	d	l	h	e	u	h
g	h	e	c	n	i	m	m	w	a	o	e	i	c
y	d	n	a	h	s	v	r	y	y	u	r	f	a
n	c	k	g	f	a	n	c	y	a	n	h	k	e
d	b	t	n	o	r	f	i	s	o	d	q	e	p
c	u	b	u	c	l	u	b	s	c	p	a	g	c

adept	email	handy	peach	steer
brood	empty	hound	prize	table
clubs	fancy	ibexe	ratty	trick
daily	front	might	relay	which
doubt	groan	mince	stage	wrist

5 LETTER WORDSEARCH - 2 (Solution)

u	l	k	i	p	x	f	r	o	c	k	e	y	b
r	a	a	u	u	w	j	e	a	n	s	v	k	o
t	u	r	g	o	n	e	r	r	o	r	x	a	i
p	s	g	l	w	b	t	i	f	b	p	q	h	n
e	u	e	a	v	i	g	g	r	o	b	o	s	k
t	b	l	a	a	b	a	r	k	e	d	g	e	u
n	l	j	r	q	v	s	k	c	y	a	j	b	m
y	s	a	f	o	k	b	a	s	i	a	n	k	t
l	y	t	i	r	b	h	h	b	f	d	n	l	y
i	v	d	o	o	l	b	o	e	i	e	l	o	p
o	a	w	f	u	l	s	c	n	e	u	i	w	x
r	p	u	s	h	y	w	g	l	e	x	p	l	t
b	m	c	f	p	v	y	o	q	s	y	n	y	e
s	q	u	a	t	q	r	e	d	i	c	q	n	t

aerie	blood	error	kneel	squat
asian	boink	frock	lowly	tiara
avoid	broil	honey	purse	usual
awful	cider	jeans	pushy	wally
below	dingy	kedge	shaky	works

5 LETTER WORDSEARCH - 3 (Solution)

d	p	s	q	u	i	l	t	p	l	j	s	u	f
r	r	r	a	r	d	t	i	x	i	w	o	r	h
o	s	a	u	l	g	v	v	l	o	l	m	o	e
o	l	s	e	s	s	p	t	d	a	i	u	x	f
g	n	t	h	h	u	a	i	i	a	b	k	t	t
e	d	a	e	r	b	w	g	o	d	r	o	c	y
n	i	n	k	g	e	r	w	u	a	w	x	r	o
e	b	d	p	l	m	t	o	i	m	f	q	w	d
c	w	j	i	y	u	l	s	e	l	p	u	w	e
s	e	h	s	b	c	e	n	x	k	m	o	t	l
h	c	s	b	g	v	i	d	e	o	x	t	g	r
q	a	y	i	h	y	f	o	o	g	f	e	d	c
s	k	m	q	u	a	r	t	j	t	u	o	r	t
k	s	l	i	a	r	j	o	p	u	m	p	s	l

bread	hefty	quilt	sassy	tulip
chile	labor	quote	scene	usurp
cloud	miaow	rails	stand	video
goofy	pumps	raise	trout	widow
heard	quart	salsa	tubby	yodel

5 LETTER WORDSEARCH - 4 (Solution)

t	m	a	d	a	r	p	s	s	n	a	e	t	y
d	p	o	i	n	t	s	c	v	m	a	p	f	o
h	c	t	i	p	d	o	g	s	b	r	p	k	k
n	f	f	n	e	h	n	m	o	g	d	e	a	l
e	x	p	e	l	u	b	o	l	u	o	k	t	j
j	m	s	v	o	a	b	y	d	a	o	r	u	f
v	p	w	y	k	y	b	w	s	f	l	e	g	c
y	o	o	e	v	a	i	p	s	a	f	l	k	m
h	u	d	d	r	e	l	l	t	t	t	c	v	l
r	c	m	o	d	e	l	e	e	s	n	n	t	a
e	h	n	e	t	w	r	a	a	o	u	i	s	e
e	r	a	d	i	o	i	t	m	n	o	g	a	t
n	y	t	r	i	b	e	s	g	m	c	x	o	s
s	y	y	t	a	c	o	s	k	t	f	v	r	i

baked	expel	pitch	radio	steam
baron	fatso	pleat	roast	tacos
booby	flood	point	seeds	terms
clerk	japan	pouch	sneer	tribe
count	model	prada	steal	young

3 Letter Wordscrable (Solution)

ONT	**not**
KYE	**key**
BSU	**bus**
PGU	**pug**
DTO	**dot**
RFA	**far**
DON	**nod**
TAC	**cat**
YTE	**yet**
KOI	**oik**
ISN	**sin**
NGU	**gnu**
CTE	**etc**
EYH	**hey**
RAI	**air**
ATP	**pat**
AJB	**jab**
EPI	**pie**
UHG	**hug**
AJM	**jam**

4 Letter Wordscrable (Solution)

DECO	code
ATRM	tram
KSNI	sink
LLWI	will
TAES	east
ENWR	wren
TGOA	toga
SIVA	visa
THAE	hate
RAWD	draw
SMAK	mask
RDGA	drag
OSTR	sort
LEMA	lame
ARAE	area
APRP	parp
BBAY	baby
INDM	mind
ARRE	rare
SEEA	ease

5 Letter Wordscramle (Solution)

ADIOR	radio
SAETM	steam
DOFOL	flood
BBYOO	booby
NORBA	baron
RETIB	tribe
ARDPA	prada
CUHPO	pouch
OTCUN	count
NSERE	sneer
DSEES	seeds
IPTNO	point
LEPTA	pleat
RKLCE	clerk
JAANP	japan
TFAOS	fatso
ASTRO	roast
PHICT	pitch
KEDBA	baked
ATSEL	steal

Easy

SUDOKU PUZZLE - 1 (Solution)

6	5	3	4	8	2	9	1	7
4	9	7	6	5	1	3	2	8
2	1	8	9	7	3	6	5	4
7	3	6	8	2	9	1	4	5
9	8	1	7	4	5	2	3	6
5	2	4	3	1	6	8	7	9
8	6	2	5	3	7	4	9	1
3	4	5	1	9	8	7	6	2
1	7	9	2	6	4	5	8	3

Easy

SUDOKU PUZZLE - 2 (Solution)

8	3	7	2	6	5	1	9	4
1	2	9	7	4	3	5	8	6
4	5	6	1	9	8	7	3	2
7	4	8	9	1	6	3	2	5
3	6	2	5	8	7	4	1	9
9	1	5	3	2	4	8	6	7
5	9	3	8	7	2	6	4	1
6	7	1	4	3	9	2	5	8
2	8	4	6	5	1	9	7	3

Easy

SUDOKU PUZZLE - 3 (Solution)

6	2	7	1	8	4	5	3	9
5	1	3	2	9	6	8	4	7
9	8	4	7	5	3	2	6	1
2	7	1	9	3	5	4	8	6
4	5	9	8	6	1	7	2	3
3	6	8	4	7	2	9	1	5
1	4	6	5	2	9	3	7	8
7	3	5	6	4	8	1	9	2
8	9	2	3	1	7	6	5	4

Easy

SUDOKU PUZZLE - 4 (Solution)

6	8	2	3	9	1	5	4	7
3	9	5	7	8	4	2	1	6
7	4	1	6	2	5	9	3	8
9	1	7	8	4	6	3	2	5
4	2	3	1	5	7	6	8	9
8	5	6	2	3	9	1	7	4
1	7	8	9	6	2	4	5	3
2	6	4	5	7	3	8	9	1
5	3	9	4	1	8	7	6	2

Easy

SUDOKU PUZZLE - 5 (Solution)

4	5	3	8	1	9	6	2	7
8	6	9	5	7	2	4	1	3
1	2	7	6	4	3	5	8	9
3	8	5	7	9	4	1	6	2
9	4	2	1	6	8	3	7	5
6	7	1	3	2	5	8	9	4
2	3	8	9	5	6	7	4	1
7	9	6	4	3	1	2	5	8
5	1	4	2	8	7	9	3	6

Easy

SUDOKU PUZZLE - 6 (Solution)

3	7	9	4	2	8	5	6	1
2	8	5	7	1	6	4	9	3
6	4	1	9	5	3	2	8	7
1	6	3	5	8	9	7	2	4
5	9	7	3	4	2	8	1	6
4	2	8	6	7	1	3	5	9
7	5	2	1	6	4	9	3	8
8	3	6	2	9	7	1	4	5
9	1	4	8	3	5	6	7	2

Easy

SUDOKU PUZZLE - 7 (Solution)

5	7	2	8	4	3	9	1	6
9	6	8	1	7	2	4	3	5
1	3	4	6	9	5	2	7	8
7	8	1	2	3	6	5	4	9
4	2	6	7	5	9	1	8	3
3	9	5	4	1	8	7	6	2
2	4	9	3	8	1	6	5	7
6	1	3	5	2	7	8	9	4
8	5	7	9	6	4	3	2	1

Easy

SUDOKU PUZZLE - 8 (Solution)

6	4	1	7	2	3	8	5	9
7	9	5	6	8	4	1	2	3
8	2	3	1	5	9	4	7	6
2	5	9	4	6	8	7	3	1
1	8	7	9	3	5	2	6	4
3	6	4	2	7	1	5	9	8
5	3	2	8	4	6	9	1	7
9	7	8	3	1	2	6	4	5
4	1	6	5	9	7	3	8	2

Easy

SUDOKU PUZZLE - 9 (Solution)

4	6	7	8	2	5	1	3	9
1	8	5	4	3	9	6	2	7
2	3	9	6	1	7	8	5	4
3	5	4	2	9	8	7	6	1
7	1	2	3	6	4	5	9	8
8	9	6	5	7	1	3	4	2
9	4	8	7	5	6	2	1	3
6	2	1	9	8	3	4	7	5
5	7	3	1	4	2	9	8	6

Easy

SUDOKU PUZZLE - 10 (Solution)

9	1	3	7	2	6	8	4	5
5	7	8	4	1	3	6	2	9
6	2	4	8	5	9	1	3	7
1	5	6	2	3	8	7	9	4
2	4	9	5	6	7	3	8	1
3	8	7	1	9	4	2	5	6
8	3	5	6	4	1	9	7	2
7	6	2	9	8	5	4	1	3
4	9	1	3	7	2	5	6	8

www.ingramcontent.com/pod-product-compliance
Lightning Source LLC
Chambersburg PA
CBHW081720250726
48657CB00010B/3063

* 9 7 9 8 3 9 1 4 3 3 0 0 2 *